Diabetes ist kein Zuckerschlecken
… aber eine große Chance

Henning Ollig

Mit 50 Jahren erhielt Henning Ollig die Diagnose Diabetes Typ 2. Es begann eine Reise voller Überraschungen, die das Leben des Familienvaters, Bankers und Unternehmensberaters völlig auf den Kopf stellte.

Er suchte Möglichkeiten, trotz dieser chronischen Erkrankung seine persönliche Freiheit wiederzugewinnen. Was er fand, waren ungeahnte Einsichten in die Möglichkeiten, die sich durch den Diabetes bieten. Er lernte kochen, wurde sein eigener Spezialist für Ernährung, lernte Bewegung, Sport und Selbstmotivation bei internationalen Mentaltrainern und einem 17-fachen Iron-Man-Teilnehmer. Er ließ sich zum Hypnotiseur ausbilden und meditierte mit einer Bestseller-Autorin, die zwei Monate in einem Schweigekloster verbracht hatte.

Alles, was er beschreibt, hat er selbst erfolgreich umgesetzt. Heute ist er Coach für Menschen mit Diabetes Typ 2 oder solche, die sich auf dem Weg dorthin befinden. Sein Wissen gibt er in zahlreichen Vorträgen weiter. Zusätzlich arbeitet er als Hypnose-Coach bei Rauchentwöhnungen, Phobien und Motivationsproblemen.

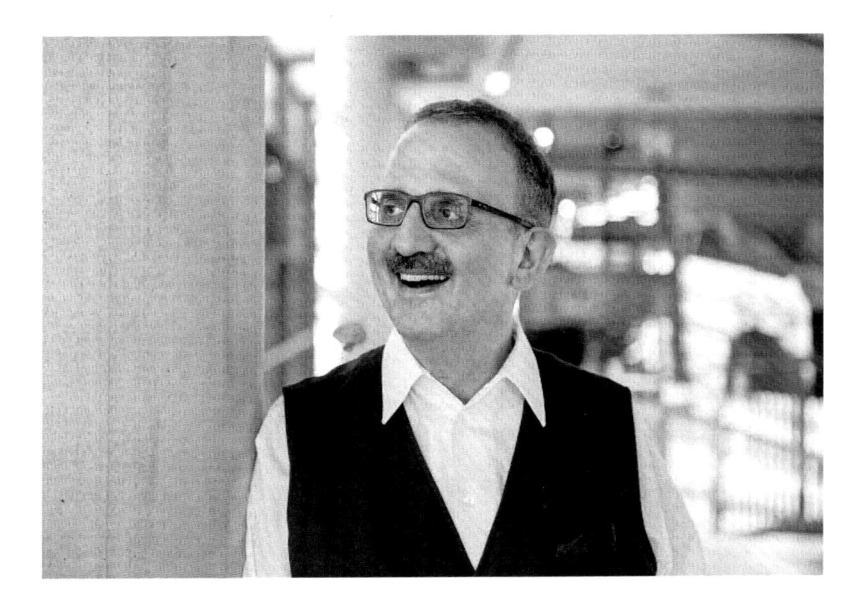

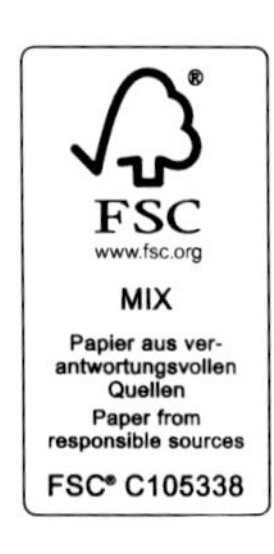

Bibliografische Information der Deutschen Nationalbibliothek:
Die Deutsche Nationalbibliothek verzeichnet diese Publikation in der Deutschen Nationalbibliografie; detaillierte bibliografische Daten sind im Internet uber http://dnb.dnb.deabrufbar.

Herstellung und Verlag:
BoD – Books on Demand, Norderstedt.

ISBN: 978-3-7431-4054-7

INHALT

Das Komische am Leben ist: wenn man darauf besteht, nur das Beste zu bekommen, dann bekommt man es häufig auch.

W. Somerset Maugham

Diabetes ist kein Zuckerschlecken ... aber eine große Chance

Kennen Sie auch Menschen, denen die Diagnose Diabetes Typ 2 gestellt wurde oder die aufgrund ihres Gewichtes Angst haben, dass ihnen diese Erkrankung droht? – Wer von den Lesern dieses Buches möchte diesen Menschen -vielleicht sogar geliebte Familienmitglieder oder Freunde- auch helfen, ihr Leben wieder zu drehen in Richtung Energie, Glück, Wohlbefinden, Spaß und Gesundheit? Wer möchte diesen Menschen auch helfen, dass die Diagnose Diabetes vielleicht gar nicht erst gestellt werden muss? – Welcher Leser möchte vielleicht sich selbst helfen, den Umgang mit Übergewicht und Diabetes als Chance zu sehen?

Dann habe ich eine gute Nachricht! Mit diesem **exklusiven Paket aus Buch, umfangreichem Videocoaching, MP3s und Checklisten** und einer ganz konkreten und jeden Tag auch wirklich umsetzbaren Strategie helfe ich Ihnen, dieses Ziel -Ihr Ziel- zu erreichen. Alles, was ich Ihnen erzähle, habe ich auch selbst gemacht. Und Sie können das auch und werden viele kleine und große Veränderungen vornehmen können, in Ihrem Tempo und auf Ihre Wünsche angepasst. Und glauben Sie mir, ich hatte jede Menge Spaß dabei!

Der Tag, als mein altes Leben endete

Es war heller Tag, aber ich konnte mich kaum gegen den Sekundenschlaf am Steuer meines Autos wehren. Erst das Rütteln der Reifen über den unbefestigten Seitenstreifen verschaffte dem Straßenverkehr meine volle Aufmerksamkeit. Erschrocken änderte ich mein Fahrtziel und fuhr auf direktem Weg zu meinem Hausarzt. Dort hörte ich, was ich nicht hören wollte und die letzten Jahre geflissentlich ignoriert oder heruntergespielt hatte: ich hatte Diabetes Typ 2 mit einem außer Kontrolle geratenen Blutzuckerspiegel von über 300 mg/dl. Und das ohne in den letzten Stunden etwas gegessen zu haben. Nach einigen Grundinformationen trat ich mit einer Überweisung den direkten Weg zum Diabetologen an. Jetzt hatte ich es ärztlich bescheinigt: ich aß die falschen Sachen, lebte mit zu viel ungesundem Stress, hatte mein Gewicht nicht im Griff und war wohl für den Rest meines Lebens auf Medikamente angewiesen. Ach ja, eine kürzere Lebenserwartung hatte ich auch noch und konnte mich auf viele mögliche Begleiterscheinungen wie Herzinfarkt, Schlaganfall, Blindheit, offene Füße und Bluthochdruck einstellen. Ich war begeistert!

Diabetes hat mir das Leben gerettet

Etwa drei Jahre später habe ich über 30 Kilo dauerhaft verloren. Ich komme weiterhin ohne Insulin aus und habe die notwendige Dosis an Metformin halbieren können. Cholesterin und andere kritische Werte sind wieder im Normalbereich. Wunden an den Ellenbogen haben sich geschlossen. Die Gefahr des grünen Stars ist gebannt. Ich kann wieder eine Stunde am Stück joggen, bin voller Energie, esse zweimal am Tag warm und vor allem bessere Lebensmittel als früher, feiere und führe ein Leben mit deutlich weniger Einschränkungen. Die größten Veränderungen sind im letzten Jahr eingetreten.

Die Wahl, die ich hatte, war ganz einfach: sehe ich Diabetes als Einschränkung und Belastung? Wird mein Leben eingeschränkter und reglementierter? Oder atme ich erst einmal durch, richte mich auf und schaue mich um? Sehe den Gesamtzusammenhang und die neuen Möglichkeiten? Lerne neue Fähigkeiten und treffe interessante Menschen? Vor der Diagnose hatte ich immer nur das Gefühl, dass, je größer mein Bauchumfang wird, umso enger wird mein Bewegungsradius. Und dass die Möglichkeiten in meinem Leben zunehmend wegbrechen und die Themen Essen, Müdigkeit und Krankheit meinen Tagesablauf bestimmen. Ich verlor meine Freiheit und Unabhängigkeit.

Ich habe durch den richtigen Umgang mit Diabetes nicht nur unglaublich an Gewicht verloren. Ich habe mich mit Hypnose beschäftigt, ein ganz neues Verständnis von Essen und Bewegung verinnerlicht, ich habe Kochen gelernt und sehe in der Lebensmittelabteilung nicht mehr, was ich alles nicht darf, sondern welche Geschmacksexplosionen auf mich warten und gleichzeitig noch meinen Zucker senken. Ich bin voller Energie vom Moment des Aufwachens bis spät in den Abend. Je intensiver ich mich mit dem Thema beschäftigt habe, je mehr Fragen ich gestellt habe, umso interessantere Gespräche und Einsichten habe ich gewonnen.

Ich lernte und lerne unglaublich interessante Menschen kennen. Menschen wie du und ich, die mir ihre Geschichte erzählen und mich teilhaben lassen an ihrem Weg zu Gesundheit und Wohlbefinden. Menschen, die durch ihre Beschäftigung mit Diabetes zu wahren Fachleuten geworden sind für Ernährung, Kräuter, (Selbst-)Hypnose, Meditation und Bewegung. Ich habe gelernt von einem Mann, der siebzehnmal am Iron Man auf Hawaii teilgenommen hat und werde Ende 2016 (kurz nach Fertigstellung dieses Buches) ein 8-tägiges Body & Mind-Camp auf Mallorca besuchen bei einer Frau, die zwei Monate in Schweigemeditation in einem buddhistischen Kloster verbracht hat.

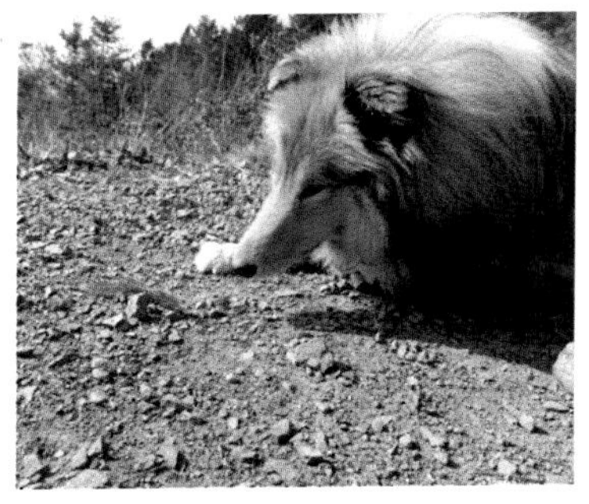

Nichts davon muss der Leser dieses Buches auch tun, aber er hat die Freiheit, es zu erleben! – Denn Diabetes Typ 2 ist der sogenannte Lifestyle-Diabetes, der entstanden ist aus einem ungesunden und ungeeigneten Lebensstil. Also ist der wirksamste Weg, den eigenen Lebensstil wieder in vernünftige Bahnen zu lenken, mal einen genaueren Blick auf das eigene Leben und Verhalten zu werfen. Das sieht für jeden naturgemäß anders aus, aber die grundlegende Taktik ist die gleiche wie bei mir.

Ja, sicher, sagt jetzt der ein oder andere. Recht hat er! Aber gerade bei mir ist das aus diesem oder jenem Grund nicht möglich. Zeit, Geld, Ideen … und überhaupt! Und das ist dann auch völlig in Ordnung. In diesem Fall hätte ich die Bitte, mein Buch und die damit verbundenen Möglichkeiten zu verschenken an Menschen, die sich diese Zeit nehmen wollen. Oder Sie stellen sich die Frage, ob eine Erkrankung Ihnen den notwendigen Zeitansatz verschaffen würde? Von dem Dichter Rainer Maria Rilke stammt das Zitat: „Nein, sagte der Verstand. Und nach einem Jahr begann die Lunge zu helfen."

Ich habe das Rad nicht neu erfunden, sondern profitiere von vielen Menschen, die erfolgreich, aber oft auch erfolglos gegen Übergewicht und Diabetes gekämpft oder sich Gedanken zu diesen Themen gemacht haben. Ja, gerade das Scheitern hat mich oft vorangebracht! Es zeigt uns die Dinge auf, die für uns nicht funktionieren und lenkt den Fokus auf die Dinge, die machbar sind! Viele Fragen, die ich hatte, blieben im ersten Schritt unbeantwortet oder das Wissen wurde als bekannt vorausgesetzt. Es ist ein Ziel von mir, mit diesem Buch auch die Fragen zu beantworten, die zu stellen man sich im ersten Moment nicht traut, weil sie zu banal erscheinen. Oder die Fragen, von denen man noch gar nicht wusste, dass man sie stellen kann. Keine Angst! Es gibt nie zu viele Fragen!

Entscheidende Erfolge habe ich immer dann erzielt, wenn ich Tipps über einen gewissen Zeitraum **wörtlich** umgesetzt und dabei lieber Weniges konsequent getan bzw. nachhaltig geändert habe, als zu viel gleichzeitig zu tun. Und wenn ich dann **überprüft** habe, ob es mir etwas gebracht hat. Und vor allem, als ich aufgehört habe, mich mit anderen zu vergleichen.

Und ganz wichtig war, nicht nur die Ernährung oder die Bewegung anzugehen, sondern das **Gesamtbild** zu sehen und auch an Faktoren zu denken wie Emotionen, Umfeld, Arbeit, innere Einstellung und den Umgang mit Zielen. Es war wichtig, den Diabetes als Chance zu begreifen, die Dinge neu anzugehen.

Eine **Strategie der kleinen Schritte** und Änderungen bildete den Rahmen, der mir immer wieder Halt und Sicherheit gab!

Was bringt das alles dem Leser dieses Buches?

Ich werde dich ab dieser Stelle auf dieser sehr persönlichen Reise mit „du“ ansprechen. Das macht es für mich einfacher. Viele Informationen und Ratschläge gehen für einen langfristigen Erfolg in dein Unterbewusstsein über, das auf das vertraute „du“ viel besser anspricht. du wirst viel Neues erfahren oder bereits Bekanntes in neuem Licht sehen. Ich werde mein Wissen mit dir teilen und vor allem: du wirst erfahren, mit welcher Strategie du dauerhaft DEINE Ziele erreichen kannst.

Du bist Diabetiker Typ 2 oder auf dem Weg dorthin? Du bist gut eingestellt, möchtest aber mehr Lebensqualität? Du hast einfach nur Übergewicht und fürchtest die gesundheitlichen Folgen? Dein Arzt rät dir, dauerhaft abzunehmen? Du weißt aber nicht, wie, oder kannst die bisherigen Ratschläge nicht für dich vernünftig in dein Leben integrieren? Du willst leistungsfähiger sein und dein Leben bewusster leben? – Dann schau dir an, wie ich die Dinge angegangen bin und lerne aus meinen Fehlern und meinen Erfolgen!

Vielleicht kennst du aber auch Menschen, die sich mit diesen Fragen auseinandersetzen und denen du helfen möchtest? – Dann tauche ein in spannende Themen wie Ernährung, Bewegung und Motivation. Gewinne einen neuen Blickwinkel auf die Dinge, lerne die Macht der

Hypnose kennen und wie Abnehmen richtig Spaß machen kann. Ja, du hast richtig gelesen: Spaß! – Ich hatte jedenfalls jede Menge davon und habe gelernt: das Leben ist schön. Man muss nur hingehen.

Du beschäftigst dich schon länger mit Diabetes, Ernährung, Lebensstil? – Wunderbar! Es wird sicher noch die ein oder andere Herangehensweise geben, die du noch nicht gekannt hast. Du weißt, wie wichtig es ist, wach und am Ball zu bleiben. Steige direkt in die Kapitel ein, die dich interessieren.

Und vergiss nicht die Videos, MP3s, Vorlagen und Checklisten, die zu diesem „Paket" gehören. Bereichere dein Leben!

Ich bin beim Schreiben dieses Buches 53 Jahre alt. In den letzten 20 Jahren haben die Themen Übergewicht, schwindende Fitness, Unwohlsein, Krankheiten, Verlust von Lebensqualität und Attraktivität einen immer größeren Raum in meinen Gedanken und im Alltag eingenommen. Weit mehr, als es mit zunehmendem Alter zu erwarten war. Ich fühlte mich um vieles älter, als es meinem biologischen Alter entsprach. Aber es war mir möglich, diese Negativspirale zu stoppen und auch oder gerade wegen der Diabetes meine Gesundheit zu verbessern.

Was du in der Hand hältst, ist nicht einfach ein E-Book bzw. die gebundene Ausgabe davon. Es ist ein **PAKET**, gezielt für dich geschnürt mit dem Besten und Erfolgreichsten, was mir passiert ist, was ich kennenlernen durfte bzw. ich mir erarbeitet habe. Du bekommst mit diesem Buch Checklisten, MP3s, jede Menge Tipps und Rezepte. Außerdem kannst du mich in meinem Blog begleiten und lebenslang auf meine Videos zugreifen, in denen ich die Dinge vertiefe, und die ich regelmäßig aktualisiere und erweitere. Es war mir ganz wichtig, dass ich auf all die Fragen eingehe, die mich interessiert haben, auf die ich aber keine verständliche Antwort gefunden oder die zu stellen mir gar nicht erst in den Sinn kam.

Wir beide gehen deinen Weg ein gutes Stück gemeinsam! Erfolg macht umso mehr Spaß, wenn man ihn teilen kann!

Mein Ziel ist es, Veränderungen anzustoßen und dir bei den Themen Diabetes und Gewicht einen neuen Blickwinkel zu eröffnen und effiziente Werkzeuge an die Hand zu geben. Selbstverständlich ersetzt das nicht notwendige Arztbesuche (siehe Meine bezahlten Helfer) oder Medikamente wie zum Beispiel Insulin (siehe Hinweise, Rechtliches und Impressum).

Alles, was ich beschreibe, habe ich auch selbst getan. Wenn ich dadurch auch bei dir positive Veränderungen anstoßen kann, dann wäre das schön, es liegt aber letztlich in deiner Hand! Wage den ersten Schritt – und ein neuer Weg wird sich auftun!

Doch um zu wissen, wie man die Zukunft gestalten kann, muss man die Vergangenheit kennen.

Diabetes zum eigenen Vorteil nutzen

Denn ein Tor ist, wer seinen Vorteil auch nur eine einzige Stunde hinausschiebt.

Chrétien de Troyes

Welchen Vorteil hat die Diagnose Diabetes?

Es war 2002 auf der Beerdigung meiner Großmutter. Mein Vater quälte sich am Rollator über die unbefestigten Wege auf dem Friedhof, um zum Grab und den anderen Trauernden zu gelangen. Der Pastor, ein Mann Ende 50, groß und kräftig, schaute uns eine Zeit lang zu und begann dann mit der Zeremonie, ohne auf den Sohn der Verstorbenen zu warten.

Bis wir in die Nähe der Grabstätte kamen, war der spirituelle Teil vorbei, und ich zu empört, um den vorbeieilenden Pfarrer zur Rede zu stellen. Er bemerkte uns nicht einmal und rief einem der Messdiener zu: „Jetzt habe ich auch noch Zucker!" – Das war das erste Mal, dass ich ganz persönlich mit der Frage konfrontiert wurde, wie die Diagnose Diabetes die Psyche beeinflusst und welche negativen Gefühle die Krankheit auslösen kann. Der Mann war so mit sich beschäftigt, dass er keinen Blick mehr für andere hatte und gefangen war in einer sehr negativen Gedankenspirale. Wahrscheinlich aß er im Pfarrhaus erst einmal ein gutes Stück Kuchen, um sich ein vermeintlich besseres Gefühl zu geben.

Als ich Jahre später mit dem Anfangsverdacht auf Diabetes konfrontiert wurde, spielte ich es herunter und wich dem Diabetes aus wie ein Kind, das die Augen schließt und denkt, niemand könne es mehr sehen.

Anfang 2016 unterhalte ich mich mit einer Apothekerin beim Abholen der Medikamente zur Behandlung meines Diabetes, bedanke mich für die Komplimente, wie ich mit allem umgehe und tausche Tipps zum Kochen aus. Auf ihre Frage, was für mich den Unterschied gemacht hat, antwortete ich: „Ich bin dankbar, dass ich Diabetes bekommen habe und keinen Schlaganfall oder Herzinfarkt!“ – Es mag seltsam klingen und selbstverständlich hatte meine Großmutter Recht, dass auch die beste Krankheit nichts taugt. Aber dennoch ist sie zu etwas gut! Sie gibt uns die Chance, unseren Blickwinkel zu ändern und durch den Umgang mit ihr unser Leben in die richtige Richtung zu schieben.

Es ist äußerst hinderlich, zu glauben, dass bisher alles schieflief oder unsere Gene alleine an einer Erkrankung Schuld sind. Es ist mir wichtig, festzuhalten, dass es auf gar keinen Fall eine Schuld gibt, für die wir jetzt eben die Konsequenzen tragen müssen! Irgendwann hat das, was wir gegessen haben, wie wir gelebt haben, wie wir mit Stress umgegangen sind, eine Bedeutung für uns gehabt. Und unser Unterbewusstsein hat entschieden: „O.k., wenn er sich wohlfühlt oder es ihm guttut, dann bleiben wir mal bei der Strategie mit dem Kuchen!“

Wissen ist Erfolg

Wenn es jemals jemand geschafft hat, dann schaffe ich es auch! – Und wenn es noch niemand zuvor geschafft hat, dann bin ich eben der erste!

2013: ein guter Bekannter von mir ist jetzt 77 Jahre alt und lebt seit Jahrzehnten mit Diabetes. Er spritzt erst seit kurzer

Zeit am Abend Insulin, hat einen HbA1c (Langzeitzucker als Durchschnitt der letzten 8-12 Wochen) von 6,1 %. Er ist gertenschlank, wandert 4 bis 8 Stunden ohne Probleme, besucht einen Stammtisch und liebt Rotwein. Und ich esse ein Stück Schwarzwälder Kirschtorte und bekomme Durchfall!?! – Was macht er, was ich nicht mache?

Neuer Plan: ich nutze alle seriösen Informationsquellen, suche mir Helfer, nehme nichts als gegeben hin, lerne aus Fehlern und entwickle eine ganzheitliche Strategie, die mir ein gesundes und langes Leben mit Genuss sichert und mir hilft, meinen Zucker im Griff zu haben!

Erster Schritt: ich will ein Verständnis dafür haben, was der Diabetes wirklich in meinem Körper und in meinem Kopf veranstaltet!

Was ist Diabetes eigentlich?

Der Kreislauf bleibt erfreulich munter, schluckt man nicht alles stumm hinunter.

Kalenderspruch

Diabetes bezeichnet eine krankhafte Veränderung des menschlichen Stoffwechsels, bei dem der Insulinkreislauf beeinträchtigt ist. Das Hormon Insulin wird in der Bauchspeicheldrüse in den sogenannten Langerhans'schen Inseln produziert. In einem gesunden Körper hat das Insulin drei Funktionen: es senkt den Glukose-Spiegel im Blut, in dem es die körpereigenen Zellen öffnet, die die Glukosemoleküle aufnehmen und zur Energiegewinnung nutzen. Außerdem verlangsamt es die Ausscheidung von Glukose aus der Leber in die Blutbahn. Zusätzlich ist es das einzige Hormon, das Körperfett aufbaut und dafür sorgt, dass dieses Fett in den Depots bleibt.

Diese Aufgaben erfüllt das Insulin in einem faszinierenden Regelkreislauf. Diesem Kreislauf verdanken wir die Energie, die wir zum Leben brauchen. Er verhindert außerdem, dass ein Zuviel an Glukose im Blut Schäden verursacht und der Körper überschüssige Glukose für Notzeiten in Form von Fett einlagern kann.

Womit der Körper nicht gerechnet hat, ist eine Evolution, die uns in rasantem Tempo von einem Leben in Wald, Feld und Flur mit gesunden Lebensmitteln und viel Bewegung in ein Leben im Büro- oder Fernsehsessel geführt hat, bei dem für weite Teile der Bevölkerung in den westlichen Industrienationen im Prinzip unbegrenzt und rund um die Uhr Nahrung vorhanden ist. Zusätzlich lauert der Feind nicht mehr hinter dem nächsten Busch, sondern in Form von bewegungsarmen Jobs, ungesunder Ernährung, Unzufriedenheit, Mobbing, geistigem Druck, gefühlter oder echter Überforderung, Angst. Die dabei ausgeschütteten Stresshormone werden nicht mehr durch körperliche Bewegung abgebaut, sondern bei einer schönen Tüte Chips mit einer Flasche zuckerhaltigem Getränk bewegungsarm vor dem Fernseher gehätschelt.

Zucker ist in unserer Gesellschaft unglaublich weit verbreitet und akzeptiert: als Süßstoff, zur Konservierung, als chemischer Trost. Die Folgen sind eine permanente Überflutung unseres Körpers mit Glukose und eine Bauchspeicheldrüse, die durch ihre ständige Überforderung krank wird. Die Diagnose: Diabetes! Darüber hinaus kann Diabetes natürlich auch als Folge angeborener Gendefekte, Entzündung der Bauchspeicheldrüse oder Operationen entstehen, wenn die insulinproduzierenden β-Zellen nicht mehr ausreichend vorhanden sind oder gar kein Insulin mehr produzieren.

Vereinfacht ausgedrückt unterscheidet man zwei Arten von Diabetes: den Typ 1 und den Typ 2. Der Typ 1 betrifft ca. 5 bis 10 % aller Diabetiker und tritt in der Regel bis zum 20. Lebensjahr auf, kann aber auch erst spät im Leben zum ersten Mal in Erscheinung treten.

Diabetes Typ 2 bei ungefähr 90% aller Betroffenen ist weitaus häufiger vertreten und wurde früher als Altersdiabetes bezeichnet, betrifft heute aber in zunehmendem Maße auch Jugendliche und Kinder.

Diabetes ist eine Stoffwechselstörung, bei der Insulin entweder praktisch gar nicht im Körper produziert wird (Typ 1) oder in seiner Wirksamkeit stark eingeschränkt ist (Typ 2). Die wirklichen Ursachen und ihr Zusammenspiel sind bis heute nicht abschließend wissenschaftlich erforscht und verstanden. Neben individuellen Veranlagungen und verschiedenster Umweltfaktoren spielen aber mit Sicherheit Ernährung, Gewicht und Bewegung eine ganz entscheidende Rolle.

Langzeitstudien aus dem Jahre 2011 gehen davon aus, dass etwa 33 % aller Herzinfarkte und jeder zweite Schlaganfall in Folge von Diabetes eintreten. Außerdem gehen zahlreiche Amputationen an den Füßen im Erwachsenenalter -ohne dass ein Unfall vorlag- auf Diabetes zurück.

Das Deutsche Diabetes-Zentrum (DDZ) zählt Diabetes mellitus zu den großen Volkskrankheiten und nennt folgende Zahlen aus Studien: weltweit sind mindestens 285 Millionen Menschen betroffen. Diese Zahl wird in den nächsten 20 Jahren auf mindestens 439 Millionen ansteigen. In Deutschland werden etwa 6 Millionen Menschen wegen Diabetes Typ 2 behandelt. In der älteren Bevölkerung erkranken in Deutschland jährlich etwa 270.000 Menschen neu am Typ 2. Die Dunkelziffer ist weitaus höher. Besonders gefährdet sind Personen mit großem Bauchumfang oder Übergewicht.

Die Weltgesundheitsorganisation (WHO) geht sogar von einer noch höheren Zahl aus und schlägt Alarm: in den letzten 35 Jahren hat sich die Zahl der Erkrankten auf rund 442 Millionen Erwachsene im Jahre 2016 vervierfacht. Auch die WHO macht in erster Linie die Zunahme von Übergewicht und Fettleibigkeit für die allein 1,5 Millionen in 2015 gestorbenen Diabetiker verantwortlich.

Die Bundesärztekammer (BÄK) geht in Schätzungen von einem Anstieg der Diabetiker in Deutschland sogar von Neuerkrankungen in Höhe von 580.000 jährlich bis zum Jahr 2030 aus. Der BÄK-Präsident Frank Ulrich Montgomery sagt: „Etwas Sport täglich und gesunde Ernährung verringern das Risiko!“ Oder wie Prof. Dr. med. Gerhard Uhlenbruck es ausdrückte: „Sport ist Mord – an vielen Krankheitsursachen!“

Wie kommt es, dass ein Diabetiker Typ 2 sogar zu viel Insulin im Blut haben kann und dennoch ernsthaft krank ist? – Warum ist ein Diabetiker Typ 1 ohne Insulin nicht lebensfähig?

Insulin ist wie beschrieben ein körpereigenes Hormon, das unseren Blutzuckerspiegel in einem genialen und ausbalancierten Wechselspiel reguliert und dem Zucker, der sogenannten Glukose, den Weg in die Zellen öffnet und dem Körper die Energie gibt, die er benötigt. Das Insulin wird in den Betazellen der Bauchspeicheldrüse produziert.

Beim Typ-1-Diabetiker zerstört der Körper aus noch nicht wirklich geklärten Ursachen diese Betazellen in den ersten Lebensjahren. Ohne Insulin kann sich der Organismus die lebensnotwendige Glukose für die Zellen nicht erschließen. Der Erkrankte verhungert buchstäblich, obwohl er genug Nahrung zu sich nimmt. Daher ist eine Insulinzufuhr von außen lebensnotwendig. Da ich an Diabetes Typ 2 leide und mir die Erfahrungen des Diabetikers Typ 1 schlichtweg fehlen, beziehe ich mich in diesem Buch schwerpunktmäßig auf den Typ 2. Mit meiner Vorgehensweise kann der Ausbruch von Typ 2 möglicherweise verhindert oder zumindest verzögert und abgemildert werden, beim Typ 1 ist eine ärztliche Behandlung absolut notwendig, meine Tipps sind aber dort genauso wertvoll und steigern die Lebensqualität. Es gibt aber auch durchaus beachtenswerte Unterschiede zum Beispiel beim Thema Bewegung. Wer Insulin spritzt, muss einiges mehr beachten als ich, der kein Insulin von außen benötigt.

Beim Diabetiker Typ 2 belastet ein ungesunder bzw. ungeeigneter Lebensstil ebenfalls die Betazellen in der Bauchspeicheldrüse. Es wird zwar nach wie vor noch Insulin produziert, die Wirksamkeit lässt aber stark nach, das Insulin ermüdet. Die Folgen sind dramatisch!

Was passiert mit dem Blutzucker nach dem Essen?

Er steigt! – Aber warum? Und mit welchen Folgen?

Die Grundbausteine unseres Körpers sind Eiweiße, Fette, Kohlenhydrate, Vitamine und Mineralien. Eiweiße und Fette sind für den Körper absolut unverzichtbar. Der ganze Körper besteht aus Eiweiß. Osteoporose zum Beispiel wird durch Eiweißmangel und fehlende Bewegung wie u. a. Muskeltraining ausgelöst. Die Knochen erhalten ihre Stabilität durch die aus Eiweiß bestehenden Collagenfasern.

Eiweiße produzieren Glückshormone, stimulieren das Immunsystem, machen wach, potent und schlank. Sie stimulieren die Fettverbrennung und unsere Abwehrkräfte. Außerdem helfen sie gegen Arthrose und entwässern.

Kohlenhydrate benötigen wir aber auch. Sie geben unserem Gehirn Energie und sind wichtig für die roten Blutkörperchen und das zentrale und vegetative Nervensystem, also unsere Nervenzellen. Wir gewinnen die notwendigen Kohlenhydrate bzw. die darin enthaltene Glukose über die Leber. Eine Zufuhr von außen ist also grundsätzlich nicht nötig, aber ehrlich gesagt, Kohlenhydrate können verdammt gut schmecken.

Wenn du eine Scheibe Brot isst, dann werden die darin enthaltenen Kohlenhydrate vom Körper aufgespalten und der Zuckerspiegel im Blut steigt an. Der höchste Anstieg wird ungefähr 2 Stunden nach dem Essen erreicht. Ein kurzer Spritzer körpereigenes Insulin, und der Blutzuckerspiegel sinkt wieder. Das Insulin dockt an den Zellen an und schließt sie auf, damit sie Energie in Form von Zuckermolekülen aufnehmen können.

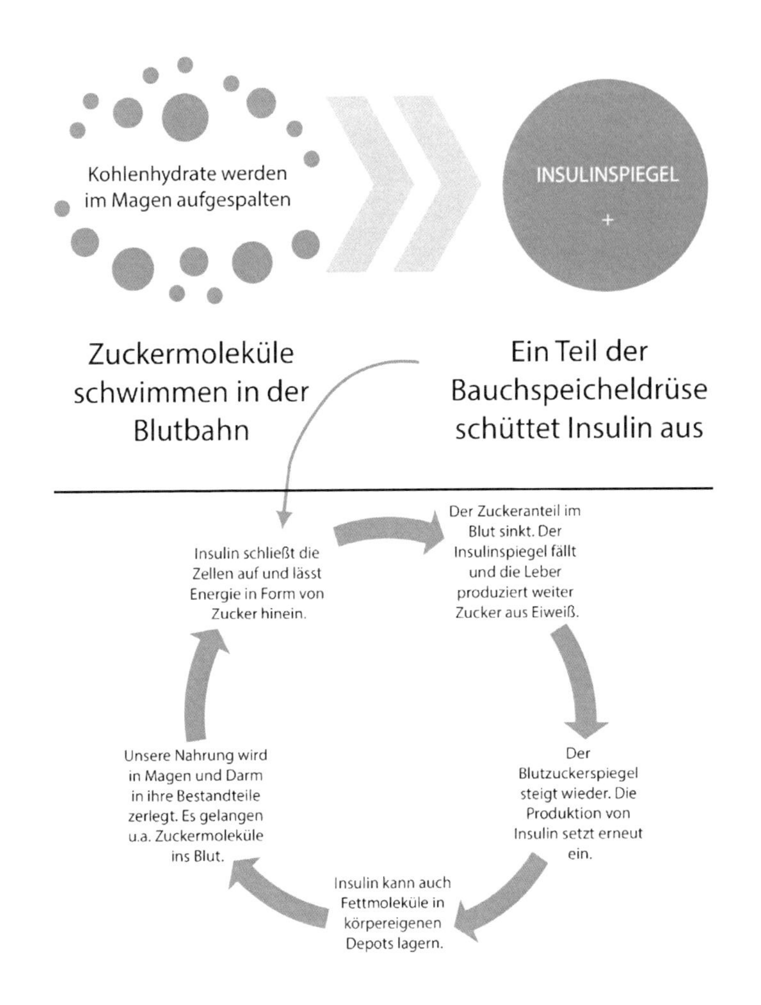

Beim Diabetiker geschieht grundsätzlich das Gleiche, aber mit einem entscheidenden Unterschied. Durch das gar nicht erst vorhandene (Typ 1) oder das vorhandene, aber in der Wirkung stark geminderte Insulin (Typ 2) steigt der Blutzuckerspiegel mehr oder weniger rasant an, sinkt aber nur sehr langsam, er „entgleist".

Das tut erst mal nicht weh und wir fühlen uns vielleicht nur etwas müder als sonst. Aber die Langzeitfolgen sind mehr als unangenehm. Das Insulin ist mit körpereigenem Fett beschäftigt und Zuckermoleküle, die nicht in die Zellen transportiert wurden, schwimmen in der Blutbahn.

Die Zuckermoleküle schädigen auf Dauer die feinen Verästelungen der Nervenbahnen zum Beispiel in den Füßen und den Augen. Die Durchblutung verschlechtert sich, die Schmerzempfindlichkeit als Warnsignal bei Verletzungen lässt nach, grüner Star und Wundheilungsstörungen mit Spätfolgen wie Amputationen und Dauerschmerz in den Gliedmaßen sind die Folgen.

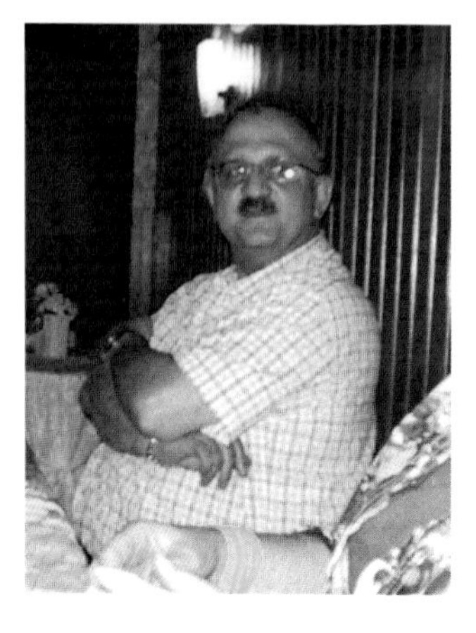

Das umhertreibende Insulin hat noch eine andere fatale Wirkung: es bindet Fettmoleküle und verstopft Adern. Schlaganfall und Herzinfarkt drohen. Ich konnte also über die Jahre trotz Sport nicht wirklich abnehmen, weil Bewegung an sich zwar elementar wichtig für (angehende) Diabetiker ist, aber der wichtigste Faktor erst einmal die Ernährung und das Verständnis für das Zusammenspiel der Nahrungsmittel im Blutkreislauf des Diabetikers sind.

Unser oberstes Ziel muss es sein, die Spitzen im Blutzuckerspiegel nach oben und nach unten zu minimieren oder ganz zu vermeiden.

Warum das Spritzen von Insulin so verführerisch ist

Na und, wird jetzt mancher Leser denken, Blutzucker zu hoch? – Dann spritze ich eben Insulin! Ganz so leicht ist es aber nicht!

Vor einigen Jahren kam ich im Rahmen meiner damaligen Arbeit mit einem Kunden ins Gespräch und erfuhr, dass er ebenfalls an Diabetes leidet. Wir waren etwa gleich alt, er trug ein nettes kleines Bäuchlein vor sich her und war Besitzer mehrerer Dönerläden. Er gestand, dass er keine Lust hat, sich beim Essen größeren Einschränkungen zu unterwerfen. Daher spritze er Insulin, so sei das Leben weiterhin schön!

– Ich bin mir sicher, dass ihm sein Arzt kohlenhydrat- und fettarme Ernährung empfohlen hat. Ich bin mir ebenso sicher, dass sein Körper Insulingaben braucht, der entscheidende Faktor bei ihm ist aber, dass er glaubt, mit Insulin sei die Hauptarbeit für ihn getan. Aber wenn du den Diabetes rein auf die Verabreichung von Insulin reduzierst, vielleicht sogar glaubst, dass es ja noch gar nicht so schlimm sein kann, wenn du noch kein Insulin brauchst, dann bist du auf einem gefährlichen Holzweg. Auf einem verständlichen, bequemen und verlockenden Holzweg, aber auf einem Holzweg.

Beim Schreiben dieser Zeilen überkommt mich der Gedanke an ein schönes Smoothie mit allerlei leckeren Kohlenhydraten. Kein Wunder, habe ich mir doch vor einer Stunde ein Stück Schwarzbrot mit selbstgemachter Marmelade gegönnt. Erst wollte ich aus einer Stimmung heraus nur einen Löffel Marmelade probieren, dachte dann aber an den Satz: „Mach dir ein Butterbrot dazu, dann hast du richtig was davon, und Du bist nur ein Sünder, und nicht ein Sünder und ein Dummkopf." In meinem Kopf habe ich aber eine Schleuse geöffnet, die es wieder zu schließen gilt: Lust auf Süßes, hungrig sein, obwohl ich sehr gut gegessen hatte. Es ist mir gelungen, ich habe mir den Smoothie nicht gemacht.

Was aber wäre gewesen, wenn ich mir einfach hätte Insulin spritzen können? Wie verlockend wäre dann die „kleine Sünde" gewesen? Und eine weitere wichtige Frage: hätte es sich denn geschmacklich wirklich gelohnt? – Oder hätte ich mit geeigneter Ernährung und Bewegung nicht ein ungleich besseres Geschmackserlebnis erzielt?

Ein Mann bat mich um Hilfe, weil er gesundheitlich nicht mehr weiterwusste. Er war übergewichtig und hatte eine verantwortungsvolle Arbeit im Drei-Schicht-System, die seine ganze Konzentration während der Arbeitszeit erforderte. Diese Komponenten waren mitentscheidend für den Ausbruch der Diabetes mit gravierenden Folgen:

Gehen wurde fast unmöglich, Existenzangst und zahlreiche Folgeerkrankungen durch das Übergewicht kamen hinzu. Zu seinem Glück wurde er vom Betriebsarzt in Kur geschickt und verlor erkennbar an Gewicht, gewann an Lebensqualität, lernte viel über Ernährung und wechselte innerhalb seines Betriebes den Arbeitsplatz zugunsten besserer Arbeitszeiten. Außerdem wurde er mit Insulin und Tabletten zur notwendigen Unterstützung eingestellt.

Zurück im Alltag stagnierte sein Gewicht. Er hatte immer noch deutlich zu viel. Er trank Apfelschorle statt Wasser und aß viel zu fett zu ungeeigneten Zeiten. Was ihn hochhielt, ist der Gedanke, dass er immer noch dieselbe Kleidergröße wie in der Kur hatte, und schließlich spritzte er ja Insulin. Dass sein Zuckerspiegel sich Tag und Nacht auf einer Berg- und Talfahrt bewegt, verdrängt er genauso wie den Gedanken an die weiteren Spätfolgen, die vielleicht nicht mehr so lange auf sich warten lassen. Im Moment klammern er und seine Familie sich an den Gedanken, dass es bis zur Rente ja wohl noch reichen werde. Und was ist, wenn nicht? – Und was ist, wenn dann der körperliche Zusammenbruch kommt? – Was ist mit dem Anspruch auf ein erfülltes Leben jetzt?

Ich sitze in einem Lokal mit Diabetikern zusammen. Die Speisekarte ist verführerisch: panierte Schnitzel, dicke Saucen, Pommes Frites, Nudeln. Auf Wunsch wird alles überbacken. Es gibt auch Salat mit fertigen Dressings. Der Laden brummt. Die Preise sind sehr niedrig. Es ist schon früher Abend und ich finde nicht wirklich etwas Geeignetes auf der Speisekarte. Also entschließe ich mich zu einem kleinen Teller Rigatoni mit Hackfleischsauce und geriebenem Parmesan. Dazu ein alkoholfreies Weizenbier und ein doppelter Espresso. Dann werde ich eben später noch einen Spaziergang mit unserem Hund Phil einlegen.

Die Geschichten, die ich während des Essens höre, sind alle ähnlich. Die Gerichte ähneln sich auch. Entweder viel Fleisch mit Fertigsaucen und Pommes Frites. Oder ein Salat mit Putenstreifen, viel Dressing und jeder Menge Weißbrot als Vorspeise. Der Brotkorb wird von der Bedienung mehrfach wieder aufgefüllt.

Der Krankheitsverlauf ist fast überall gleich. Jahrelanges ansteigendes Übergewicht, unterbrochen durch zahlreiche Diäten. Dann die Diagnose Diabetes, Gespräch bei einem Diabetologen („Sie müssen unbedingt abnehmen!") und die obligatorischen Diabetes-Schulungen. Alle nehmen Insulin. Einer hat sich aufgegeben. In der linken Hand hat er kein Gefühl mehr und kann sich in einem Auto auf der Beifahrerseite nicht mehr anschnallen. Die Füße tun weh, längere Wege (50 Meter) werden zur Qual. Er nimmt Schmerztabletten, um überhaupt aus dem Haus gehen zu können. Sein erster Diabetologe hat bei jedem Besuch lange auf die Blutwerte gestarrt – und dann die Insulindosis erhöht. Nach zwei Monaten hat er sich einen neuen Arzt gesucht. Dieser Diabetologe war um ein Vielfaches besser. Er sagte zu ihm: „Eines muss Ihnen klar sein. Ich kann Sie bei der Senkung des Zuckers mit den richtigen Medikamenten und einer abgestimmten Dosierung unterstützen. Ich kann auch Vorsorgeuntersuchungen durchführen, um Schäden rechtzeitig zu erkennen. Und ich kann Ihnen das notwendige Hintergrundwissen rund um den Diabetes geben. Aber etwas machen, das können nur Sie alleine!"

Dieser Arzt hat Recht! Drei Kuren hat der Patient schon hinter sich. 25 kg Gewichtsverlust in kurzer Zeit jedes Mal inbegriffen. Es gab leckere Rezepte, und er hat viel gelernt. Und er rechnet Broteinheiten schneller aus, als ich das kleine Einmaleins aufsagen kann. Aber im Alltag konnte er es nicht umsetzen. Kochen hatte er nicht gelernt und das entsprach auch nicht seinem Selbstbildnis. Seine Familie hatte arbeitsbedingt einen anderen Lebensrhythmus als er. Es gab nur eine gemeinsame Mahlzeit am Tag. Und das war abends nach 19 Uhr. Und jetzt hatte er aufgegeben. Er spritzte Insulin nach Gefühl und wartete eigentlich auf den endgültigen Zusammenbruch. Beim Diabetologen war er natürlich auch schon lange nicht mehr.

Während ich dieses Buch schreibe, findet im Fernsehen eine hitzige Diskussion statt zwischen Vertretern der Industrie, der Deutschen Gesellschaft für Ernährung (DGE), einem bekannten Fernsehkoch, der sich um gesunde Ernährung für Schulkinder bemüht und zwei Frauen, die auf Zucker in ihrem Leben verzichten und sich wohlfühlen. Die beiden Frauen werden leicht belächelt, die Vertreter der Industrie und der Mann der DGE erzählen von Energiebilanzen und dass man schon alles essen kann, man muss halt nur darauf achten, dass die Energiebilanz des Tages stimmt.

Der Fernsehkoch hört sich alles geduldig an und sagt gegen Ende: „Meine Herren, das mag ja rechnerisch stimmen. Aber schauen Sie sich auf der Straße nicht um? – Haben Sie keine eigenen Kinder in der Schule und bekommen mit, wie dick Kinder heute wirklich sind? Spätestens da müsste Ihnen doch auffallen, dass Ihre Ratschläge, sofern sie stimmen, im Alltag der Menschen einfach nicht umsetzbar sind." Die Vertreter der Zuckerindustrie lächeln.

Das Spritzen von Insulin reicht bei aller medizinischen Notwendigkeit eben alleine nicht aus. Der Betroffene kann niemals so fein dosieren, wie es ein gesunder Körper kann. Es gehört sehr große Disziplin dazu, sich mit dieser Lebensweise, Broteinheiten zu errechnen und Insulin zu spritzen, abzufinden. Und es ist verführerisch, sich das ein oder andere doch mal zu gönnen. Ich käme niemals auf die Idee, mich der Verschreibung von Insulin durch einen glaubwürdigen Diabetologen zu widersetzen. Das entbindet mich aber nicht der Verpflichtung, Veränderungen einzuleiten. Diabetes Typ 2 ist in aller Regel eine Lifestyle-Erkrankung, und deshalb muss sich auch der Lebensstil insgesamt ändern! Das nächste Kapitel zeigt dir die Strategie, mit der ich erfolgreich bin.

Du hast die Wahl

Es gibt drei Arten, sich mit Diabetes auseinanderzusetzen: **Verdrängung, Resignation oder Aufwachen und Chancen erkennen!**

Je genauer ich die Vorgänge im Körper im Zusammenhang mit Diabetes verstehe, umso besser kann ich mein Verhalten steuern und negative Folgen des Diabetes mildern oder ganz verhindern.

Jeder Betroffene weiß -oder sollte wissen-, dass eine kluge Kombination aus Bewegung, Essen, medikamentöser Unterstützung, Vorsorgeuntersuchungen, richtigem Umgang mit Stress und ein angepasster Lebensstil einen schlanken, energiegeladenen Körper und einen Diabetes im Griff zur Folge haben oder den Diabetes bereits im Vorfeld verhindern.

Wie es schon mal nicht geht

Herr, vergib ihnen, denn sie wissen, was sie tun!

Karl Kraus

Wer unter meinen Lesern/-innen jetzt konkret wissen will, was zu tun ist, und eigentlich keinen weiteren Eindruck von den negativen Auswirkungen des Diabetes gewinnen möchte, der überspringt dieses Kapitel am besten. Es ist nicht kriegsentscheidend. Wer noch Lust auf die ein oder andere Geschichte hat, der findet sich vielleicht auch selbst in diesem Abschnitt wieder und sieht sein eigenes Verhalten in einem neuen Licht. Und denke immer daran: mir geht es heute sehr gut, ich habe Spaß auf diesem Weg gehabt und freue mich jeden Tag! – Das kann dir auch gelingen, ganz gleich, wie es bisher ausgesehen hat.

Ein schleichender Prozess

Natürlich hatte sich der Diabetes nicht über Nacht eingestellt. Wenn ich mit meinem heutigen Wissen zurückschaue, dann begann mein Weg in die Krankheit schon vor fast 25 Jahren. Nach einem Jobwechsel hatte ich mit beruflichem Neuland zu kämpfen in einer fremden Stadt und ohne Frau, Familie und Freunde, die erst einmal in der Heimat zurückgeblieben waren. Ich arbeitete hart und lange, kam mir wichtig vor, wenn die ersten Besprechungen schon morgens um 7.30 Uhr stattfanden und hielt es für normal, um 20 Uhr das Büro zu verlassen. Es wartete ja niemand auf mich, zu tun gab es immer etwas, und es gab mir ja auch das Gefühl, Karriere zu machen – was immer das auch heißen mag. Essen spielte schon immer eine große Rolle für mich, daher kochte ich mir auch abends. Aber nur, wenn ich noch was zu kaufen bekam. Wirklich kochen konnte ich auch nicht. So lief es auf ganz viel Essen aus Dosen und Packungen hinaus oder auf Abende in Schnellrestaurants. Ich aß viel zu große Mengen von den falschen Lebensmitteln zu völlig ungeeigneten Zeiten.

Gespürt habe ich es, aber geändert … habe ich nichts! Im Gegenteil, ich war umgeben von Kollegen, deren Hauptmahlzeit aus zwei Hamburgern bestand, die sie noch nicht einmal am Tisch, sondern auf dem Weg zum Arbeitsplatz in sich hineinstopften. Das kam selbst mir wenig gesund vor, aber ich machte mir auch keine Gedanken, wenn ich erwachsene Menschen beobachtete, die aus Heißhunger einen Marmorkuchen mit dem Löffel aus der Packung aßen. Außerdem war ich jung und krank sein war etwas für alte Leute.

Fünf Jahre später -ich verbrachte mittlerweile etwa 150 Arbeitstage auf Dienstreisen in Hotels- ging ich auch noch kurz vor Mitternacht essen oder ließ etwas aus Hunger oder Gewohnheit auf das Zimmer kommen. Warum auch nicht, schließlich joggte ich ja regelmäßig, und die Ergebnisse der jährlichen Blutuntersuchung waren zwar nicht wirklich gut, aber auch nicht wirklich besorgniserregend und ließen sich immer irgendwie erklären.

Mittlerweile hatte ich beständig 10 kg mehr auf der Waage und einen Vater, der mit Schlaganfall zum Pflegefall geworden war. Machte mich das nicht nervös? – Sicher, aber was sollte ich tun? Ich aß viel Salat, machte Heilfasten, wiederholte Laufprogramme und probierte zahlreiche Ernährungstipps aus – und nahm weiter zu. Ich quetschte mich in Kleider, bis es nicht mehr ging und die nächste Größe fällig war. Das war das Einzige, was mir wirklich unangenehm war.

Ich war bisweilen schon verzweifelt, weil ich keine Erklärung hatte, wieso ich trotz Sport nicht abnahm. Dann starb ein Cousin von mir mit Mitte Dreißig am Schlaganfall und Herzinfarkt. Auch er hatte in den letzten Jahren deutlich an Gewicht zugelegt. Kurz vor seinem Tod war bei ihm ein genetisch bedingter unzureichender Abbau von Cholesterin festgestellt worden. Sein Tod machte mir durchaus Angst. Ich ließ mich und meine Kinder ebenfalls auf diesen Defekt untersuchen, der zwischenzeitlich auch bei meinem Vater diagnostiziert worden war. Aber alle Ergebnisse waren negativ! Da Diabetes, Übergewicht und hoher Blutdruck in meiner Familie öfter auftraten, hatte ich eigentlich alle genetischen Voraussetzungen, um ebenfalls zu erkranken. Hinzu kamen ein ungesunder Job voll negativem Stress, ein rücksichtsloser Lebensrhythmus und falsche Ernährung. Hat mich das wirklich motiviert, mein Leben zu ändern? – Nein, jedenfalls nicht nachhaltig. Zum einen war ich mir der heraufziehenden Gefahren nicht wirklich bewusst, und -wohl aufgrund meines Alters- war ich von meiner persönlichen Unverwundbarkeit überzeugt. Etwas Ernsthaftes konnte mir nicht passieren. Ich hätte auch gar nicht gewusst, was ich genau unternehmen sollte. Und dann war da ja noch die Meinung der anderen Leute!

Genetisch geprägter Dickwanst ohne Selbstkontrolle

Übergewichtig oder gar fett sein ist in unserer Gesellschaft immer noch verpönt. Und -seien wir mal ehrlich- wer zu dick ist, denken wir, der hat sich einfach nicht im Griff oder zeigt nicht genug Willensstärke. „Iss doch nur die halbe Portion!" – „Lass das Fett weg!" – „Ernähr dich vegan!" – „Kuchen ist generell schlecht!" – „Du musst dich mehr bewegen!" – „Sie sollten mal abnehmen!" – „Was wollen

Sie denn mit Laufschuhen?" – „Hast du es schon mal mit Vollwertkost probiert?" – „In Ihrer Familie gibt es das mit dem Übergewicht und dem starken Knochenbau ja öfter!" – „Wenn Sie wirklich wollen, dann nehmen Sie auch ab!"

Aber ich verfestigte auch eigene äußerst hinderliche Glaubensgrundsätze, wenn es um das Thema Ernährung und Abnehmen ging: „Unter 105 kg komme ich aufgrund des Alters ohnehin nicht mehr!" – „Sport ist eben durch die Arbeitszeiten nur sehr eingeschränkt möglich!" – „Der Körper macht eben nicht mehr alle Belastungen mit und du musst damit leben, nicht so viel Sport treiben zu können wie früher." – „Wer abnehmen will, kommt um eine Diät nicht herum und kennt natürlich auch den Jo-Jo-Effekt!" – „Nur keine Mangelernährung riskieren!"

Der Kittel-Brenn-Faktor (KBF)

Und ich habe das alles geglaubt, alle möglichen Diäten probiert, mehr oder weniger Sport getrieben und gedacht, dass das mit zunehmendem Alter halt so ist, und ich zu schwach bin. Mir schmeckt es eben. Das änderte sich erst, als ich das Bild von einem Fuß an die Kühlschranktür klebte!

Das Bild von einem Fuß an die Kühlschranktür kleben? – Ist er jetzt verrückt geworden? – Nein, ganz und gar nicht. Ich hatte mich nach dem ersten Besuch beim Diabetologen („Sie müssen Gewicht verlieren!") erneut mit dem Thema Ernährung aus der Sicht eines Zuckerkranken beschäftigt. Alles Gelesene und Gesagte leuchtete mir ein, aber ich sah aus meiner damaligen Sicht eine Zeit der Entbehrungen und Qualen auf mich zukommen. Weniger Kohlenhydrate und Fett essen. Schön, aber wie denn? Rezepte für Low-Carb-Gerichte gab es in Hülle und Fülle, die Zubereitung ließ sich aber nicht mit meinen Arbeitszeiten vereinbaren. Ich konnte mir auch nicht vorstellen, von einem Teller Gemüse satt zu werden. Und wie vereinbare ich das alles mit meinen Arbeitszeiten, den vielen Versuchungen durch Kollegen und den Stunden zu Hause am Abend, wenn die Chips aus der Fernsehwerbung mit mir persönlich zu sprechen schienen?

Das verordnete Metformin machte seinen Job, und ich verbrachte viel Zeit auf Toiletten, weil ich einfach immer noch zu viel Zucker zu mir nahm. Die Lösung hieß mehr Eiweiß, aber ich hatte nicht wirklich Ahnung von Ernährung und stand ratlos in den Gängen der Geschäfte vor den vielen Quarksorten und Harzer Rollern. Kochen konnte ich mir auf der Arbeit auch nichts. Und die Speisekarten der Lokale und Kantinen waren auf Diabetes nicht vorbereitet.

Geschmack und Freude ade! Herzlich willkommen regelmäßiges Stechen in die Fingerkuppen, Zählen von Broteinheiten (BE) bzw. Kohlehydrateinheiten (KE) und (mittelfristig) Spritzen von Insulin. Das bereitete mir zwar schlechte Laune, aber so richtig aufgerüttelt wurde ich erst, als ich nach Bildern von Diabetiker-Füßen googelte! Ich druckte mir das schlimmste Foto aus und klebte es an die Kühlschranktür als ständige Mahnung, was auf mich zukam, wenn ich den Diabetes nicht wirklich als Teil meines Lebens akzeptierte.

Ohne die Hintergründe wirklich zu verstehen, hatte ich mich durch die Macht der Bilder motiviert, mich konsequenter mit der Thematik auseinanderzusetzen und „dranzubleiben".

Ein typischer Tag in der Zuckerfalle

Es war keine angenehme Nacht gewesen. Ich hatte zu spät noch etwas gegessen, das die ganze Nacht wie Blei in meinem Magen gelegen und für schlechte Träume gesorgt hatte. Wie in den letzten Wochen üblich, war ich gegen 3 Uhr mit einer vollen Blase aufgewacht. Jetzt war es 7 Uhr, und ich war schon vor dem Aufstehen richtig müde. Wahrscheinlich bin ich zu spät ins Bett gegangen, dachte ich bei mir. Die Abende sind einfach zu kurz, um die vielen Dinge zu tun, die ich liebe, und für die aufgrund eines langen Arbeitstages oft nur am Wochenende Zeit bleibt.

Jetzt aber auf, im Radio melden sie die ersten Staus im Berufsverkehr und in Gedanken bin ich schon in der Besprechung mit den Kollegen. Ich bin erst wieder ganz im Hier und Jetzt, als ich mit dem kleinen Zeh an einem Möbelstück hängen bleibe. Der Schmerz erfordert meine ganze Aufmerksamkeit. Hoffentlich ist keine Wunde entstanden. Ich habe schon seit Wochen eine Verletzung am Schienbein, die nicht richtig heilen will. Kein Wunder, denke ich, da ist die Haut ja auch sehr dünn! Für einen kleinen Moment werde ich unangenehm an meine Ellenbogen erinnert, wo sich regelmäßig ein 1 Euro großes Stück trockener und rissiger Haut ablöst und eine Wunde hinterlässt, die ebenfalls nur schwer heilt. Sollte es da etwa einen Zusammenhang geben? – Mmmhh. Einen Besuch beim Hautarzt müsste ich mal wieder einplanen.

Wieder muss ich die Toilette aufsuchen und Wasser lassen. Ich verstehe es nicht, so viel Wasser habe ich doch gestern Abend gar nicht getrunken?

Die Zeit zum Frühstücken wird eng. Ich überfliege die Zeitung, während ich Brötchen mit Marmelade und Obst esse. Zwei Tassen Kaffee sollen die Lebensgeister richtig wecken. Meine Frau setzt sich zu mir, und wir besprechen noch wichtige Dinge für den Tag, da wir uns aufgrund unserer Arbeitszeiten wahrscheinlich an diesem Tag erst wieder kurz vor Mitternacht sehen werden. Ich habe beständig das Gefühl, dass der Tag mehr Stunden haben müsste.

Ich muss los! Die Landschaft zieht an mir vorbei, während ich nervös den Verkehr vor mir betrachte. Hoffentlich erreiche ich noch meinen Zug. Im Kopf gehe ich die ersten Termine des Tages durch. Mein Gürtel kneift und ich löse ein Loch, um bequemer zu sitzen. Mit schlechtem Gewissen denke ich daran, dass ich wieder Gewicht zugelegt habe. Und ausgerechnet heute habe ich noch ein Mittagessen mit Kollegen. Was soll ich im Lokal nur essen?

Auf der Arbeit wird meine Aufmerksamkeit nahezu ohne Pause verlangt. Es fällt mir zunehmend schwerer, die Konzentration über so viele Stunden aufrechtzuerhalten. Permanenter Durst und ein oft nagendes Hungergefühl sind mein ständiger Begleiter. Aber ich will ja nichts Fettes essen oder etwas Ungesundes trinken. Meine Gedanken drehen sich immer und immer wieder um dieses Dilemma. Das Mittagessen war wie erwartet sehr schwierig. Entweder Salat (da wurde ich schon beim Lesen der Speisekarte wieder hungrig) oder Fleisch oder Fisch mit der berühmt-berüchtigten Sättigungsbeilage in Form von Nudeln, Kartoffeln oder Reis. Gemüse gab es entweder gar nicht oder in geschmacklosen Spurenelementen. An anderen Tagen saßen wir daher oft in einem chinesischen Schnellrestaurant, das ein witziger Kollege als „Glutamathölle" bezeichnete. Dort schmeckte es gut, es ging schnell, und alle waren sehr freundlich. Zurück am Schreibtisch war ich jedes Mal noch müder als zuvor.

Den Nachmittag überstand ich mit viel Kaffee. Gegen 17 Uhr entdeckte ich Kuchen, den Kollegen für alle mitgebracht hatten, und fiel mit Heißhunger darüber her. Das schlechte Gewissen verdrängte ich. Der Arbeitstag endete gegen 20 Uhr nach einem Telefonblock mit Vertrieblern aus meinem Team. Mein Magen hing in den Kniekehlen. Auf dem Weg zum Zug lockten in der Bahnhofshalle die Stände mit Brezeln, Fertigpizza und Fast Food. Als ich zu Haus ankam, war ich todmüde. Jetzt noch kochen? – Oder doch Nudeln oder Pizza bestellen? Nein, der Gedanke an mein Gewicht hielt mich ab. Gegen 22 Uhr war der Hunger so groß, dass ich noch ein paar Scheiben Weißbrot mit Wurst und Nutella aß. Dann ging es ins Bett. Eine weitere unruhige Nacht stand bevor.

Eine erfolgreiche Strategie – Das BESTE

Die Strategie ist ein Gebrauch der Streitkräfte.

Carl Philipp Gottfried von Clausewitz

Wenn man nach einer Definition von Strategie sucht, dann findet man in Wikipedia unter anderem folgende Erklärung: „Die Schachstrategie hat das Entwickeln eines Plans zur Spielführung im Verlauf einer Schachpartie zum Gegenstand. Sie ist auf ein längerfristiges Spielziel ausgerichtet … und muss von den Besonderheiten der aktuellen Stellung auf dem Brett ausgehen. Das heißt, dass die Positionierung jedes einzelnen Bauern und jeder einzelnen Figur entscheidenden Einfluss auf die Bewertung der Lage haben kann. Die Stellungsbewertung ist deshalb der erste Schritt beim Entwickeln eines strategischen Planes. Die allmähliche Verbesserung der Aufstellung der Figuren von ihren in der Ausgangsstellung unwirksam am Rande befindlichen Standorten in wirksame, häufig zentrale Positionen nennt man in der Schachtheorie die Entwicklung." – Diabetes Typ 2 ist eine Erkrankung, zu der unser Lebensstil geführt hat. Wenn wir jetzt schnelle und vermeintlich einfache Lösungen suchen, wie zum Beispiel eine bestimmte „todsichere" Diät oder Insulin als psychologisches Hintertürchen, um Veränderungen zu vermeiden, dann greifen wir zu kurz! Ohne Anstrengung wird es nicht gehen, aber ohne Veränderung wird bald gar nichts mehr gehen! Werfen wir also einmal einen Blick auf die Ausgangssituation.

Es gibt keine Diät für Diabetiker

Eine sehr große Rolle insbesondere auch für unser Gewicht spielen Hormone. Zusammen mit dem Nervensystem lenken und regulieren Hormone unsere Organe und steuern Reaktionen wie z. B. den Fluchtreflex. Die Programme, die dabei ablaufen, sind Millionen Jahre alt. Und genau da liegt ein großes Problem für Übergewichtige. Unsere biologische Evolution läuft bedeutend langsamer ab als unsere soziale bzw. kulturelle. Wenn sich ein Mensch aus der Steinzeit bedroht fühlte, dann sorgte das Stresshormon Cortisol für die Ausschüttung von Adrenalin. Wir waren fluchtbereit und bauten durch die Bewegung den „Stress" wieder ab. Im Büro oder vor dem Fernseher gelingt das leider nicht ganz so einfach. Jede Situation, die wir als unangenehm, belastend oder stressig empfinden, setzt diese alten Programme in Bewegung. Da aber keine Flucht stattfindet, bleibt im Körper ein massiver Überschuss an Cortisol, der nicht nur zur Fettleibigkeit durch erhöhte Blutfette, sondern auch zu Bluthochdruck und Depressionen führen kann. Der Gegenspieler zum Cortisol beim Fettabbau, das Hormon DHEA, wird leider nicht in gleichem Maße produziert, wenn wir durch unseren Lebensstil den ganzen Tag das Gefühl der Überforderung haben, eben gestresst sind. Im Ergebnis legen wir an Gewicht zu oder suchen „süße" Nahrungsmittel als Tröster.

Unsere erfolgreichen Programme aus der Urzeit sorgen leider auch für den nur zu gut bekannten Jo-Jo-Effekt nach Diäten. Du kennst das: der Sommer steht an, du willst am Strand eine gute Figur machen. Vielleicht liegt auch gerade die Weihnachtszeit hinter dir, und du entdeckst vor dem Spiegel eine gewisse Ähnlichkeit mit dem netten Herrn im roten

Mantel, der nicht nur Geschenke, sondern auch Marzipan, Lebkuchen und die Weihnachtsgans gebracht hat. Los geht es mit einer der zahlreichen Diäten aus einer Zeitschrift. „Todsicher!" – „In 30 Tagen zur Traumfigur!" Klingt gut, die Pfunde purzeln, bald hast du „es" geschafft und kannst endlich wieder normal essen und leben. Drei Monate später wiegst du mehr, als nach den Weihnachtsfeiertagen. Was ist geschehen?

Unser Körper ist schlau. Wenn du die Nahrung verknappst, vermutet er eine Hungersnot und fährt den Stoffwechsel auf ein Minimum herunter. Sind die für ihn schlechten Tage vorbei (Diät) und es steht ihm wieder ein reichhaltigeres Angebot an Nahrung zur Verfügung, dann füllt er nicht nur die Fettdepots wieder auf. Er legt sogar noch zusätzliche Depots an, um für die nächste Hungersnot gerüstet zu sein. Frauen sind dabei besonders betroffen. Ihr Körper kann mehr Fett speichern, um im Falle einer Schwangerschaft das Überleben des Kindes zu sichern. Die neuralgischen Stellen an Hüfte, Oberschenkeln und Bauch kennt jede Frau, die sich länger im Spiegel betrachtet.

Eine drastische Reduzierung der Kalorienzufuhr ist also niemals eine mittel- oder langfristige Lösung zur Verringerung des Gewichtes. Diabetiker haben zusätzlich noch ganz andere Probleme durch den gestörten Insulinkreislauf. Mal ganz abgesehen von der verminderten Lebensqualität und der vielleicht unzureichenden Versorgung des Körpers mit Nährstoffen.

Haben uns verirrt, kommen aber gut voran

Die Überschrift dieses Kapitels ist ein Zitat von Tom DeMarco, einem Guru des Projektmanagements. Wie gut diese Erkenntnis auch auf das Projekt „Diabetes bzw. Übergewicht im Griff" passt, habe ich im folgenden Gespräch erfahren.

Der Mann einer Bekannten zeigt mir Fotos von sich. Sie sind ein gutes halbes Jahr alt, und einen Moment denke ich, er hätte seinen Großvater aufgenommen. Innerhalb von 180 Tagen hat er 50 Kilogramm Gewicht verloren, wiegt jetzt 90 Kilogramm und sieht hervorragend aus. Er erklärt mir, dass er ganz konsequent sehr viel Eiweiß in Form von Gemüse, Fisch und gelegentlich Fleisch zu sich nimmt. Mit Obst ist er vorsichtig, Nüsse und Joghurt gehören aber zu seiner Ernährung. Ich beglückwünsche ihn. Er hat ganz viel richtiggemacht und einen großartigen Erfolg erzielt. Während unseres Gesprächs ist seine Frau alleine mit dem gemeinsamen Hund unterwegs und mein Bekannter beklagt sich, dass er im Urlaub wieder an Gewicht zugelegt hat. Ich frage ihn, warum. Und er antwortet treuherzig: „Da hatte ich ja Urlaub und natürlich so gegessen wie meine Familie." – Ob ihm denn das Essen in den letzten Monaten nicht so geschmeckt habe? – „Doch", sagt er, „sogar viel besser. Ich habe ja auch angefangen, zu kochen. Aber als wir alle so zusammen waren, da wollte ich nicht aus der Reihe tanzen. Und es war mir auch zu umständlich, immer genau darauf zu achten, was und wie viel ich esse." – Und das ist ein entscheidender Punkt: Gewicht verlieren, auch deutlich Gewicht zu verlieren, ist nicht wirklich schwer. Es aber dauerhaft zu verlieren gelingt nur, wenn du erkennst, dass du nicht nur deine Essgewohnheiten, sondern auch deine Gedanken, hinderlichen Überzeugungen und Bewegungsgewohnheiten anpassen darfst. Sonst sind die alten Muster überwältigend stark, und du kommst streckenweise gut voran („Ich habe abgenommen!"), bist aber längst wieder in die falsche Richtung unterwegs.

Wenn du es richtig anfängst, brauchst du keinen Urlaub, sondern die Umstellung ist das ganze Jahr über Urlaub für dich: ein Urlaub der Sinne, des Spürens deines Körpers und viel Spaß am Leben. Denn das ist der Sinn des Urlaubs, Erholung, Entspannung, gutes Essen, Sehenswürdigkeiten, Gemeinschaft.

B wie Bewegung – Dem Zucker Beine machen

Alles Leben ist in Bewegung.

Heraklit von Ephesus

Die gute Nachricht gleich zu Beginn: Bewegung macht Spaß! – Und sich bewegen heißt nicht, dass du dich demnächst auf einer Aschenbahn oder im Fitness-Studio einfinden musst! Das darfst du natürlich auch tun.

Zucker und Fett verbrennen

Vergiss nie, es gibt nur einen Ort im Körper, an dem wirklich Fett verbrannt wird: die Muskulatur. Der Körper verbrennt wie ein Ofen die Energie, die ihm zugeführt wird, wenn du ihm die Möglichkeit dazu gibst. Und das geht am besten über Bewegung. Genialer Nebeneffekt für Diabetiker: Zucker wird verbrannt, und wenn du es richtig anfängst, schwinden auch die Fettreserven an den richtigen Stellen. Du fühlst dich voller Schwung und bist gutgelaunt. Bewegung schüttet nämlich Hormone aus, die die Stimmung heben und das Gehirn auf Vordermann bringen.

Regelmäßige Bewegung tut dir also auf vielfältige Weise einfach nur gut. Bei Diabetikern ist das körperliche Training neben der richtigen Ernährung und einer regelmäßigen Medikamenteneinnahme eine eigenständige

Therapiemöglichkeit, die eine Verbesserung des Stoffwechsels zur Folge hat und eine deutliche Verbesserung des Lebensgefühls mit sich bringt.

Diabetiker müssen aufpassen

Bei jeder intensiveren sportlichen Betätigung treten Stoffwechselveränderungen im Körper auf, die sich auch auf den Blutzuckerspiegel auswirken. Der Diabetiker, der auf bestimmte Medikamente oder Insulin angewiesen ist, sollte unbedingt vor dem Sport einige wichtige Punkte beachten. Denn sein Regelkreislauf ist gestört, und falsch betriebene Bewegung kann den Blutzucker entgleisen lassen oder eine Verschlechterung der Folgeerkrankungen des Diabetes zur Folge haben.

Wir erinnern uns, was in einem gesunden Körper mit dem Blutzucker geschieht: die Leber produziert Zucker, den sie nach und nach über die Blutbahn an die Zellen abgibt. Wie viel sie produziert, wird über den Insulinspiegel im Blut gesteuert. Sinkt der Insulinspiegel, produziert die Leber mehr Zucker. Der erhöhte Anteil an Zuckermolekülen im Blut wirkt seinerseits auf die Bauchspeicheldrüse und führt zu einer vermehrten Produktion von Insulin. Der Insulinspiegel steigt und senkt seinerseits die Zuckerproduktion in der Leber. Ein genialer Steuerungskreislauf in unserem Körper.

Die Leber produziert in etwa 10 g Zucker pro Stunde. 6 g Zucker benötigt unser Gehirn, damit du u. a. die Zeilen dieses Buches lesen kannst. Die restlichen 4 g verbrauchen unsere Muskeln. Treiben wir Sport, ändert sich der Bedarf. Die Muskeln benötigen mehr Energie. Ist der im Blut vorhandene Zucker durch die Muskelbewegung verbrannt, sinkt der Insulinspiegel. Im Gegensatz zum Diabetiker geschieht das in einem gesunden Körper automatisch. Der niedrigere Insulinspiegel signalisiert der Leber, zusätzlichen Zucker zu produzieren. Die Muskeln erhalten neue Energie. Wir können noch eine Trainingseinheit anhängen. Der

Blutzuckerspiegel wird trotz des Mehrbedarfs konstant gehalten.

Sport ist also toll – oder?

Bei Diabetikern -also auch bei mir- ist der geschilderte Insulinkreislauf gestört. Je nach Art der medikamentösen Behandlung funktioniert der Insulinkreislauf aber genauso wie bei einem gesunden Menschen. Ich nehme zum Beispiel Metformin, ein Medikament, das den Insulinkreislauf selbst nicht beeinträchtigt bzw. verändert.

Ganz anders sieht es aus, wenn du auf die Einnahme von Insulin oder insulinfreisetzender Medikamente angewiesen bist. In diesem Fall ist ein hoher Insulinspiegel im Blut vorgegeben, der durch die körpereigene Insulinausschüttung nicht verändert, also gesenkt werden kann. Wenn du jetzt durch Sport einen erhöhten Zuckerbedarf hast, produziert die Leber nicht mehr Zucker, denn es gibt keinen sinkenden Insulinspiegel, der einen Bedarf signalisiert. Im Gegenteil. Die körperliche Anstrengung beschleunigt sogar die Aufnahme des gespritzten Insulins. Es kann zu einer bedrohlichen Unterzuckerung kommen.

Wer von meinen geneigten Lesern jetzt zu dem Entschluss kommt, besser keinen Sport zu treiben, den muss ich enttäuschen. Wird Sport kontrolliert betrieben, dann ist auch das Spritzen von Insulin kein Hindernis, wie der ein oder andere Radsportprofi oder Olympiasieger beweist.

Bei einem durchdachten Trainingsplan und einer moderaten Belastung wie zum Beispiel beim Walken, langsamen Joggen oder durch moderates Schwimmen sinkt der Blutzuckerspiegel um etwa 60 mg/dl in der Stunde. Diese Art der Bewegung senkt den Blutzuckerspiegel auch ohne zusätzliche Medikamenteneinnahme. Und nicht nur das. Regelmäßige körperliche Bewegung erhöht die Wirksamkeit des Insulins und verstärkt die Aufnahme der Glukose in die Zellen. In der Folge wird weniger Insulin benötigt.

Diabetiker, die nicht mehr gut auf Medikamente ansprechen, werden durch Bewegung also begünstigt. Es reicht dazu bereits ein moderates Training von ungefähr 45 Minuten pro Woche. Und wir reden hier nicht von Marathon, sondern von Walken bzw. leichtem Joggen – oder einfach nur von schnellem Gehen.

Für Diabetiker Typ 1 gilt im Grundsatz das Gleiche. Trotz des völligen Fehlens von körpereigenem Insulin kann aber durchaus Sport getrieben werden, wenn von außen ausreichend Insulin zugeführt werden kann. Wichtig sind vor allem eine gute Planung, gute Kenntnisse des eigenen Leistungsvermögens und die Einsicht, sich nicht zu überfordern. Wer als Diabetiker Typ 1 Blut geleckt hat und mehr Sport treiben will, dem empfehle ich die Veröffentlichungen und vor allem den Blog („Süß, happy und fit") der Medizinjournalistin Antje Thiel, Jahrgang 1971 und selbst seit 2010 Diabetikerin Typ 1. Sie läuft Marathon, bewältigt Triathlons und hat sehr schöne Wanderbeschreibungen veröffentlicht, zum Beispiel von der Litermont-Gipfeltour unmittelbar vor meiner Haustür. Dabei stellte sie fest, dass die vierstündige Wanderung ebenso viel Energie verbraucht hat wie ein kleiner Triathlon.

Noch eine Warnung zum Schluss für all diejenigen, die schlecht eingestellt sind oder den Rat ihres Diabetologen ignorieren: wer Zuckerwerte zwischen 200 und 300 mg/dl hat, bei dem liegt bereits ein Insulinmangel vor. Sport in der falschen Belastungszone erhöht über die Leber dann wie beschrieben zusätzlich den ohnehin schon hohen Zuckerspiegel, der durch das fehlende Insulin nicht in der Muskulatur abgebaut werden kann. Es droht eine massive Überzuckerung oder gar ein diabetisches Koma, das du sicher nicht erleben willst. Daher gilt in diesem Fall besonders, sich nicht zu überfordern und am besten gleich den Arzt aufzusuchen.

An dieser Stelle schon mal vorweg eine eindringliche Bitte. Bevor du mit Übergewicht oder als angehender bzw. praktizierender Diabetiker Sport treibst, lass eine Spiroergometrie machen. Unter bestimmten Umständen wird diese Untersuchung von den Krankenkassen bezahlt. Für dich macht sie sich auf jeden Fall bezahlt. In einem schmerzfreien Test wird über die Untersuchung deines Atems deine aktuelle Leistungsfähigkeit ermittelt. Kein Leistungssportler verzichtet auf dieses Hilfsmittel. Auch Leistungseinschränkungen können so erkannt werden. Du erhältst unter anderem die Pulswerte, bei denen du dich im Training im Fettverbrennungsbereich befindest.

Auswahl der Sportart

Schon als Kind und Jugendlicher bin ich gerne gelaufen, während Wandern oder Spazieren für mich unter die Kategorie „Langweiliger Zeitvertreib für Senioren" fiel. Mit zunehmendem Alter hat sich das geändert. Als der Diabetes und das Übergewicht kamen, konnte ich gar nicht mehr joggen, am Ende auch nicht mehr wandern. Aber das Verlangen danach war geblieben. Die Erinnerung an das gute körperliche Gefühl durch die Bewegung, die frische Luft, das Vogelzwitschern im Wald und die innere Ruhe, die eine gleichförmige Bewegung auslöst.

Wir erinnern uns bei Bewegung viel zu oft an Schulsport, Aschenbahn und Zeitrekorde, den Muskelkater oder die schlechten Noten danach. Aber das ist gar nicht nötig! Der Mensch ist für die Bewegung gemacht. Bewegung macht wirklich Spaß und bringt gut drauf. Natürlich verbrennt sie auch Zucker. Und es ist einfacher als gedacht, sich zu bewegen. Du musst einfach nur losgehen!

Vergiss den Begriff Sport und ersetze ihn durch Bewegung! Ein Freund von mir kann sehr schlecht gehen wegen seiner diabetischen Füße. Er hat sich einen Schrittzähler angehängt und festgestellt, dass er ungefähr 500 Schritte am Tag zurücklegt. Ein Blick auf meinen Schrittzähler motivierte ihn (Männer!). Am nächsten Tag waren es 1.500 Schritte (eine Verdreifachung), in der Woche danach pendelte er sich bei 4.000 Schritten ein. Er hat also eine Steigerung auf 800 % in gut 8 Tagen hingelegt. Ist das keine Leistung?

Wer schon Sport treibt, behält das natürlich bei bzw. baut es aus. Und mach immer etwas, das dir auch Spaß macht! Mannschaftssportart, Einzelsportart, ganz egal. Und vergiss nicht die vielen Möglichkeiten am Tag Wege zu Fuß zurückzulegen. Da kommt ganz schön was zusammen, glaub es mir. Wichtig ist, dass du realistisch bist und gut vorbereitet. Vor allem, wenn du Diabetiker Typ 1 bist oder dich einfach nur intensiver bewegen willst. Die Spiroergometrie ist ein hervorragendes Mittel, deine Ausgangsbedingungen kennenzulernen. Ein Arztgespräch vorab ist ohnehin ein absolutes Muss!

Wenn du schon Vorerkrankungen hast wie z. B. eine diabetische Nierenerkrankung oder Bluthochdruck, dann trinke auch während des Sports ausreichend und vermeide Sportarten, die den Blutdruck massiv ansteigen lassen.

Für die Leser, die Insulin spritzen, gilt es wie bereits zuvor ausgeführt, wieder besondere Vorkehrungen zu treffen, wenn der Sport etwas intensiver betrieben wird. Auch hier ist der Diabetologe der wichtigste Ansprechpartner. Bestimme immer deinen Blutzucker, bevor es losgeht. Liegt er unter 100 mg/dl, dann iss ein Stück Traubenzucker, liegt er über 250 mg/dl, kannst du ihn mit kurzwirksamem Insulin senken. Während des Sports solltest du immer Traubenzucker greifbar haben. Bei längerem Wandern o. Ä. macht es Sinn, pro Stunde 2 BE zum Beispiel in Form von Traubenzucker zuzuführen. Denn wie du weißt, steigt durch die erhöhte Anstrengung der Zuckerbedarf von außen, da das gespritzte Insulin eine ausreichende Produktion durch die Leber verhindert.

Selbstverständlich kannst du auch die Insulindosis vorab verringern oder das Mahlzeiteninsulin vor dem Sport halbieren, wenn du dich etwa eine Stunde sportlich betätigen willst. Bei längerer Belastung muss zusätzlich das Basalinsulin reduziert werden. Sprich mit deinem Arzt und überwache dich mit Blutzuckermessungen, denn jeder Körper reagiert anders. Aber: „What can be measured, can be improved!“ Was du messen kannst, kannst du auch verbessern.

Bei Tabletteneinnahme wie Metformin gilt es höchstens, eine Toilette in erreichbarer Nähe zu haben, wenn die Einstellung noch nicht stimmt oder du immer noch viel zu kohlenhydratreich isst. Bei der Einnahme von Sulfonylharnstoffen muss die Dosis angepasst werden. Auch hier gibt dir dein Arzt alles Notwendige mit auf den Weg. Wenn nicht, frag ihn doch einfach, bis er antwortet. Oder wechsele den Arzt.

Wenn du kein Insulin spritzt oder kein Diabetiker bist, dann beglückwünsche ich dich! – Vieles im Alltag ist einfach leichter für dich und die Tatsache, dass du dieses Buch bis zu dieser Stelle gelesen hast, zeigt, dass du dein Leben, dein Gewicht und deine Gesundheit nachhaltig ändern willst. Weiter so!

Während des Sports

Bist du erst mal in Bewegung, dann gilt es, auf deinen Körper zu hören. Wenn du Schmerzen hast, dann hat das in aller Regel seinen Grund. Geh der Ursache des Schmerzes nach und breche ggf. ab. Trainiere nicht, wenn du einen Infekt hast. Das kann lebensgefährlich sein. Wenn du Blutzucker misst, dann kündigt sich eine Erkältung in der Regel schon einige Tage vorher durch unerklärlich hohe Werte an. Der Körper „weiß“ schon, was kommt, und sorgt für die nötige Energie.

Schalte deinen Verstand ein und höre auf deinen Körper. Ehrgeizig kannst du auch an anderer Stelle sein. Du wirst feststellen, dass du auf lange Sicht schneller vorankommst, je langsamer und bedachter du wirst.

Nach dem Sport ist vor dem Sport

Geschafft! Sei stolz! Genieße es! Tolle Leistung! – Sorge jetzt für ausreichende Regeneration. Das Geheimnis eines effektiven Trainings liegt in hohem Maße in den Regenerationsphasen. Und denke daran, deinen Wasserhaushalt wieder aufzufüllen.

Welche Gedanken bewegen dich jetzt? – Kommen vielleicht Zweifel auf, wie du das die ganze Woche über zeitlich hinkriegen sollst? Oder wie du dich draußen bewegen sollst, wenn die Tage kürzer und die Abende nach der Arbeit dunkler werden?

Das sind berechtigte Überlegungen. Schauen wir uns also mal an, welche Bewegung überhaupt für ein vernünftiges Training notwendig ist.

Intelligente Bewegung

Eines schon mal vorweg: es gibt keine guten oder schlechten Gene, wenn es um Sport und Bewegung geht. Klar, spielt die körperliche Veranlagung eine gewisse Rolle, und du wirst mit einer Körpergröße von 1,50 Meter wahrscheinlich keinen Profivertrag als Basketballer in der amerikanischen NBA bekommen. Denke aber an die Worte der tschechischen Leichtathletiklegende Emil Zatopek: „Vogel fliegt, Fisch schwimmt, Mensch läuft!" Sich zu bewegen ist uns einfach in die Wiege gelegt. Bewegung bestimmt neben der Ernährung und unseren Gedanken in erheblichem Maße, wie wir uns fühlen. Das erinnert uns an ein weiteres Zitat von Emil Zatopek: „Wenn ein Mensch einmal trainiert, passiert nichts. Aber wenn dieser Mensch sich überwindet, ein und dieselbe Sache hundert- oder tausendmal zu machen, wird er sich nicht nur körperlich weiterentwickeln."

Aber wie trainiere ich denn jetzt? – Und woher in Gottes Namen nehme ich denn die Zeit dafür? Und jetzt kommt die gute Nachricht. Wenn Bewegung bislang noch nicht wirklich dein Thema war oder das letzte erfolgreiche

Training schon sehr lange her ist oder einfach körperlich nicht möglich war, dann startest du wie ich mit einem Minimal-Sportprogramm, dessen Grundlage ich von Slatco Sterzenbach, Sportwissenschaftler, Mental-Coach und 17-facher Iron-Man-Teilnehmer gelernt habe. Plane 2 Stunden pro Woche (!) für Kraft- und Ausdauertraining ein (das sind im Durchschnitt 15-20 Minuten am Tag) und investiere 5 Minuten am Tag in Spaß, Koordinations- und Gehirntraining, in dem du zum Beispiel unter meiner Anleitung das Jonglieren erlernst. Ja, du liest richtig: 1,9 % deiner Wochenzeit und 5 Minuten am Tag kleine bunte Bälle in die Luft werfen und wieder fangen (oder zu Beginn vom Boden aufheben). Ich garantiere dir, du erlebst einen granatenmäßigen Unterschied gegenüber deinem bisherigen Körpergefühl. Und du verlierst weiter an Gewicht, kontrollierst deinen Blutzuckerspiegel besser und gewinnst an innerer Spannkraft. Ein herrliches Gefühl!

Für deinen Start bekommst du mit diesem Paket meinen persönlichen 8-Minuten-Workout zu den Themen Kraft, Beweglichkeit und Koordination, den ich jeden Tag mache. Zusammen mit der Checkliste „Tagesplaner" und einem Anleitungsvideo zum Erlernen des Jonglierens steht deinem Start in die Fitness nichts mehr im Wege.

Jetzt bauen wir noch die Ausdauer und die Schnelligkeit in unsere Woche ein. Ich habe mit dem Gehen angefangen. Joggen habe ich durch mein Gewicht nicht geschafft. Radfahren war aus gleichen Gründen auch nicht meine erste Wahl. Und Schwimmen erschien mir zu zeitaufwendig. Also habe ich einen Schrittzähler gekauft und mal ein paar Tage verfolgt, wie viele Schritte ich denn am Tag so mache? Es war erschreckend, wie weit meine Selbstwahrnehmung von der Realität entfernt war. Ein ruhiger Tag im Büro brachte mir irgendetwas zwischen 500 und 1.500 Schritten ein. Aber wir wissen ja: „What can be measured, can be improved!" Also los mit einem neuen Tagesziel von 3.000 Schritten. Ich fuhr keinen Fahrstuhl mehr, sondern nahm die Treppe. Ich ließ mir nichts mehr bringen, sondern ging selbst. Ich plante mehr Besuche in den Büros meiner Kollegen ein, um mich zu bewegen, und verband das Angenehme mit dem Nützlichen. Ich ließ mein Auto auf dem Pendlerparkplatz stehen, fuhr mit der Bahn und hatte plötzlich Gehwege auf dem Weg zur und von der Arbeit. Wenn ich am Abend feststellte, dass ich mein Ziel noch nicht erreicht hatte, dann schnappte ich mir unseren Collie Phil und wir drehten noch eine Runde. Und von Woche zu Woche ging es besser. Je mehr Gewicht ich in dieser Zeit verlor, umso leichter fiel mir das Gehen. Und natürlich war ich auch besser gelaunt und motivierter, auch die Ziele bei der Ernährung zu erreichen. 3.000 Schritte waren für sportliche Kollegen von mir nicht viel, aber für mich war es eine Steigerung um 100 %. Heute laufe ich täglich zwischen 10.000 und 14.000 Schritten. Denke immer daran: bewege dich in deinem Tempo und vergleiche dich nicht. Du läufst im wahrsten Sinne des Wortes einen Marathon, keinen 100-Meter-Sprint. Es hat Jahre gedauert, bis du deinen Körper in seinen Zustand gebracht hast. Erwarte nicht, dass du das in wenigen Wochen ohne Anstrengung und Umstellung rückgängig machen kannst. Aber es geht schneller, als du glaubst. Und der Spaß nimmt jedes Mal zu. Du bist von Technik begeistert? Dann kannst du natürlich auch eine App oder eine Fitnessuhr verwenden. Und hast auch noch etwas zum Spielen.

Wenn du diese Schritte im wahrsten Sinne des Wortes schon mal gehst, dann verlierst du auf jeden Fall an Gewicht (ca. 10 Kilogramm zusätzlich im Jahr). Es ist unbeschreiblich, wie schnell sich das Lebensgefühl ins Positive dreht, wenn man sich bewegt und Glückshormone ausschüttet.

Vielleicht kommst du ja auch auf den Geschmack. Wem der 8-Minuten-Workout und das Gehen bzw. Joggen nicht genügt, der sucht nach weiteren Möglichkeiten. Und wenn du auf eine Bewegung oder eine Sportart Lust hast und sie dir Freude bringt, dann lege los. Muskeltraining ist dabei eine der effektivsten Methoden, Zucker zu verbrennen und Fettzellen zu leeren. Wie sieht es also mit Krafttraining im Fitness-Studio aus? – Eine gute Frage mit durchaus geteilten Meinungen, wenn man die einschlägige Literatur liest.

Ich besuche auch ein Studio und habe jetzt Trainingserfahrung über längere Zeit und einen eigenen Plan, der auf mich abgestimmt wurde. Ich treffe im Studio Freunde und habe neue Bekanntschaften gemacht. Das Training macht mir auch Spaß, meine Figur und mein Körpergefühl verbesserten sich eindeutig, ich habe aber im Laufe der Zeit gemerkt, dass ich Anpassungen am Trainingsplan vornehmen muss bzw. nicht den Effekt erzielt habe, der mir am wichtigsten war: Fett zu verbrennen. Ich habe zum ersten Mal bei Slatco Sterzenbach erfahren, warum das so war.

Trainingspläne sind in der Regel nach diesem Muster aufgebaut: 10 Minuten Aufwärmen, sechs bis zehn Übungen mit drei Sätzen à 20 Wiederholungen und gegen Ende noch 30 Minuten Ausdauertraining. Das ist durchaus kontraproduktiv, wenn du in erster Linie Fett verbrennen willst. Aufwärmtraining zum Beispiel auf dem Crosstrainer macht vor allem Sinn, wenn du abgehetzt ins Studio kommst. Die Bewegung reduziert das Stresshormon Cortisol, das die Fettverbrennung hemmt. Bei weitem effektiver zum Abnehmen und für die Vorbereitung des Körpers auf das anschließende Training ist aber das Aufwärmen mit Dehnungsübungen, Ausfallschritten und einer Muskelbelastung, wie sie im 8-Minuten-Workout eingebaut sind.

Während des Trainings an den Geräten beachte bitte, dass ein Training über 45 Minuten den Testosteronspiegel immer weiter sinken lässt. Testosteron ist aber die Voraussetzung für den Muskelaufbau, und die Muskeln wiederum verbrennen Fett. Ab einer gewissen Trainingsdauer, wie die Pläne auch und vor allem für Anfänger sie in den meisten Studios vorgeben, ist das Training über 45 Minuten also nicht nur überaus zeitintensiv, sondern auch kontraproduktiv.

Im klassischen Studio haben wir uns erst unzureichend aufgewärmt und danach zu lange mit zu viel Gewichten trainiert. Jetzt kommt der Hammer: nach dieser Art Training, bei dem du jede Menge Laktat in den Muskeln produzierst, gehst du beim Abschlusstraining auf das Laufband (wieder zeitaufwendig). Das Laktat in den Muskeln verhindert die Fettverbrennung. Glückwunsch!

Und dann wunderst du dich, warum du trotz Training nicht abnimmst, und du wirst mutlos. Trainiere lieber clever und achte auf ausreichende Regenerationsphasen. Denn den größten Effekt erzielst du in der Regeneration. Und das meiste Gewicht verlierst du im wahrsten Sinne des Wortes im Schlaf.

Du willst dich gezielt steigern

Mein Tipp erneut auch an dieser Stelle: lasse eine Spiroergometrie machen, um deine Leistungsfähigkeit zu dokumentieren und eine Trainingsempfehlung bzw. einen Trainingsplan zu bekommen. Achte auf bis zu 30 Minuten Aufwärmübungen in Form von Dehnungen, Ausfallschritten und moderaten Muskelbelastungen. Danach maximal 45 Minuten Krafttraining mit Gewichten bzw. an Maschinen. Ich empfehle dir, dich bei Interesse in die Thematik einzulesen oder dich direkt an einen Personal-Fitnesstrainer zu wenden. Das ist keine Schande und gut investiertes Geld. Denn du weißt: für dich immer nur das Beste!

E wie Essen – Die stärkste Waffe

Zwischen Essen und Ernährung liegt ein ganzes Universum.

Bruno Schulz

In einem der fantastischen Cartoons über den Wikinger Hägar sitzt er an einem Tisch und isst ein ganzes Wildschwein. Seine Frau wird gefragt: „Warum tut Hägar das? – Ich dachte, ihr wolltet noch Essen gehen?“ – „Ja“, sagt Helga, „das stimmt. Aber Hägar isst nicht gern auf nüchternen Magen!“

Von diesem stolzen Wikinger können wir einiges (nicht alles) lernen. Er hat Spaß am Essen. Und er hat eine Strategie. Vor der Diagnose Diabetes hat Essen einen breiten Raum in meinen Gedanken eingenommen. Der Esstisch war sozialer Treffpunkt und die Gerichte schmackhaft. In schlechten Zeiten empfand ich ein gutes Essen als tröstlich. In guten Zeiten auch! Mit meinem heutigen Wissen ist mir klar, dass ich von Kindesbeinen an viel zu viele Kohlenhydrate gegessen habe. Und was das im Körper auslöst, kannst du im Kapitel „Was passiert mit dem Blutzucker nach dem Essen“ wieder auf dich wirken lassen. In der Generation meiner Eltern wurde Ernährung auch unter ganz anderen Gesichtspunkten gesehen. Eine meiner Tanten sagte einmal zu mir: „Ich weiß auch, dass das viele Essen nicht bekommt. Aber ich habe als junges Mädchen im Krieg so viel gehungert, dass ich mir geschworen habe, dieses Gefühl nie mehr zu erleben. Deshalb kann ich heute auch keine Reste lassen oder zum Beispiel einen Rest hartes Brot wegwerfen." – Sie ist übrigens auch Diabetikerin und leidet an Übergewicht.

Ein weiteres Thema ist natürlich auch die Art, wie und was wir heute essen. Billig, schnell in der Zubereitung und am besten ganzjährig verfügbar – so sollen unsere Lebensmittel am besten sein. Ich will das nicht verallgemeinern, und ich schreibe auch niemandem vor, wie er leben soll. Aber der gesunde Menschenverstand und meine Augen, Nase und Geschmacksnerven sagen mir bei einem Rundgang in den Lebensmittelabteilungen, dass da vielerorts gar keine Lebensmittel mehr stehen. Überall, wo ein Zettel mit Angaben über Nährstoffgehalt, Inhaltsstoffe etc. dranklebt, habe ich kein Lebensmittel vor mir. Denn da ist kein Leben mehr. Beiß zur Probe einfach mal in einen frisch gepflückten Apfel und iss dann zum Vergleich Apfelmus aus der Dose. Was den Doseninhalt für dich als (angehenden) Diabetiker noch viel gefährlicher macht, ist der Zucker, der als Konservierungsstoff verwendet wird. Das Gleiche gilt übrigens für alle Produkte mit dem Aufdruck „Low Fat". Lieber Leser, irgendwo muss der Geschmack ja herkommen, wenn Fett als Geschmacksträger wegfällt.

(S)Low-Carb

Dein Körper ist ein Kraftwerk. Kraftwerke sind keine Energie, sie produzieren Energie. Dazu brauchst du deinem Körper nur den richtigen Brennstoff zur Verfügung zu stellen. Wenn du auf Medikamente angewiesen oder auf Insulin eingestellt bist, dann änderst du daran natürlich auch nichts ohne Rücksprache mit deinem Arzt. Hast du Allergien oder Unverträglichkeiten, dann denke bitte erst einmal nach, wie du das intelligent in deiner Ernährung berücksichtigen kannst.

Ich bin selbst kein Ernährungsberater, aber eines weiß ich: Kohlenhydrate im Übermaß tun uns nicht gut, sie sind aber dennoch für den Körper notwendig. Deshalb produziert er sie ja auch über die Leber. Das Erste, was ich getan habe, um relativ schnell einen Erfolg zu spüren, war die geplante Umstellung meiner Ernährung für eine Woche. Mein Speiseplan fußte auf (S)Low-Carb-Rezepten von Alexander Hartmann und Judith Lemcke, denen ich an dieser Stelle ganz besonders danke. Die Betonung liegt auf (S)Low, also langsam, und nicht No-Carb, also überhaupt keine Kohlenhydrate. Aus meiner Erfahrung kannst du problemlos ca. 130 bis 150 Gramm Kohlenhydrate am Tag über die Nahrung in deinen Körper bringen. Das entspricht etwa dem Gewicht von zwei Brötchen bzw. 2 Scheiben Schwarzbrot oder einer Kaffeetasse voller Zucker. Außerdem schmecken Kohlenhydrate auch in der ein oder anderen Form, wie mir meine Frau mit einer Tüte voller Chips aus dem Nebenzimmer zuruft. Und sie hat ja Recht.

Oh je, wird jetzt der ein oder andere Leser denken. Ohne mein Marmeladenbrötchen morgens kann ich nicht leben. Wir werden sehen! Meine Erfahrungen mit Ernährungsumstellung gingen immer in Richtung Diät, Verknappung, Fett weglassen, Hungergefühl, Fressattacke und ähnlichem Mumpitz. Und über allem hing der Jo-Jo-Effekt als Damoklesschwert.

Und genau das passiert bei (S)Low-Carb alles nicht, wie ich freudvoll erfahren durfte. Im Gegenteil! Du isst frische und gesunde Lebensmittel, vermeidest eine Entgleisung des Blutzuckerspiegels nach oben oder unten und feuerst dein Kraftwerk an, dass es eine Freude ist. Ich bin bereits am zweiten Tag mit einer spürbaren Veränderung aufgewacht. Ich aß mich jeden Tag in dieser Woche satt, mein Essen roch und schmeckte ganz anders – eben frisch. Die Teller waren eine Augenweide. Und das Beste war, ich konnte diese Art der Ernährung ohne große Schwierigkeiten in meinen Arbeitsalltag einbauen.

Was genau esse ich denn jetzt

Dein oberstes Ziel ist es, den Blutzuckerspiegel möglichst konstant zu halten und deine Lebensfreude nicht zu verlieren.

Deine Ernährungspyramide im Überblick:

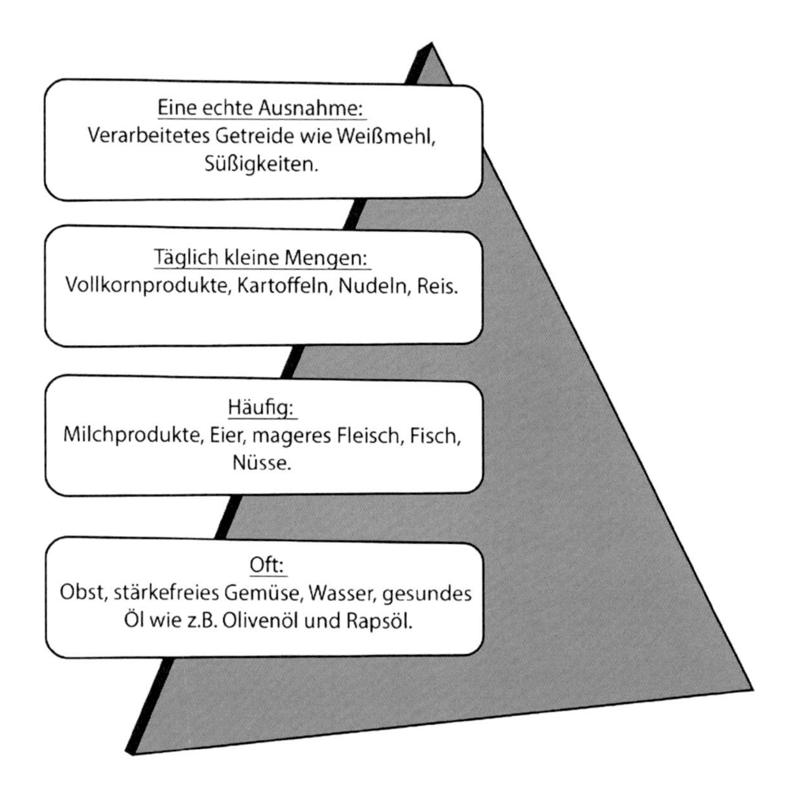

Diese Ernährung lehnt sich an die LOGI-Methode an. LOGI steht für Low Glycemic and Insulinemic Diet, d. h. wir halten den Blutzucker- und Insulinspiegel möglichst niedrig und konstant.

(S)Low-Carb heißt für uns, wir verzichten keinesfalls völlig auf Kohlenhydrate. Aber wir achten darauf, wann, wie viel und in welcher Qualität wir Kohlenhydrate zu uns nehmen. Und wenn du mal einen Blick auf die Empfehlung der Deutschen Gesellschaft für Ernährung (DGE) wirfst, dann kommst du erst einmal ins Schleudern. Die DGE empfiehlt, dass etwa 45 % bis 60 % der täglichen Kalorien aus Kohlenhydraten stammen sollen. Das kannst du tun, müsstest dann aber jeden Tag etwa 90 Minuten intensiv joggen, um dieses mehr an Zucker im Blut wieder zu verbrennen. Wer tut das? – Und jetzt erinnere dich an die in einem anderen Kapitel erwähnte Fernsehdiskussion, in der Vertreter der Industrie und der DGE erzählten, alles sei nur eine Frage der Energiebilanz. Da sprechen Männer der Praxis, um mich vorsichtig auszudrücken. Schau doch einfach mal nach, wer in den Leitungsgremien der DGE sitzt. Und dann frage dich, wessen Interessen denn in erster Linie vertreten werden.

Gleichgewicht

Was bringt den Doktor um sein Brot?

a) die Gesundheit, b) der Tod.

Drum hält der Arzt, auf dass er lebe,

Uns zwischen beiden in der Schwebe.

Eugen Roth

Wenn du dich wie ich grundsätzlich an die LOGI-Pyramide hältst, wirst du nicht nur Gewicht verlieren und Energie gewinnen. du wirst auch das durch den Diabetes gesunkene „gute“ HDL-Cholesterin wieder erhöhen und die ungesunden Triglyzeride senken. Ein angenehmer und erwünschter Nebeneffekt, der deine Lebenserwartung erhöht. Es ist durch zahlreiche Studien belegt, dass eine, wenn auch fettarme, aber kohlenhydratreiche Ernährung sich negativ auf das HDL-Cholesterin auswirkt und die Triglyzeride steigen lässt.

Und wie ist das mit der Sättigung und dem Hungergefühl?

Werde ich denn überhaupt satt?

Aber natürlich, es gilt nur, clever zu essen. Was heißt das? – Mein ganzes Leben lang hatte ich gelernt, dass

Kohlenhydrate satt machen. Nicht umsonst spricht man von der Sättigungsbeilage. Ich stand vor wenigen Tagen in einem Einkaufscenter an der Kasse des Restaurants. Vor mir mein Teller mit einem frisch zubereiteten Steak, Kräuterbutter, Röstzwiebeln und gedünsteten Bohnen als Beilage. Dazu eine kleine Schüssel mit einer Auswahl an Salaten. Bereits bei der Zubereitung des Steaks stieß ich auf erste Schwierigkeiten. „Nein, danke, keine Bratkartoffeln dazu." – Selbstverständlich waren sie dann doch auf dem Teller und ich ließ sie wieder runternehmen. An der Kasse hörte ich dann den Standardsatz: „Sie haben ja gar keine Sättigungsbeilage auf dem Teller. Wollen Sie schnell noch mal nach hinten gehen?" Nein, wollte ich nicht. Ich bot an, die Kassiererin um Hilfe zu bitten, sollte mich nach dem Essen eine Heißhungerattacke treffen oder ich entkräftet zusammenbrechen. Während ich aß, beobachtete ich durch Zufall einen mir bekannten Diabetologen auf dem Weg zur Kasse. Auf seinem Tablett ein Teller mit einem großen Berg Kartoffeln, in der Hand ein großes Glas mit Limonade, die er noch vor dem Bezahlen herunterkippte. Ich vermute, er hielt sich an die Ernährungsgrundsätze der DEG, und aß den Rest des Tages keinerlei Kohlenhydrate mehr. Geld hätte ich nicht darauf verwettet. Er war auch Diabetiker und zeigte mir einmal stolz einen Chip am Arm, über den er mit einer App auf seinem Handy den Blutzucker überwachte, um seine Insulindosis besser steuern zu können. Während er sein Messgerät an den Arm hielt, setzte ein Piepsen ein, dass ich dachte, der Rauchmelder wäre losgegangen. Es war aber nur die Warnung über einen viel zu hohen Blutzucker. Er lachte und sagte, dass sei kein Wunder, er hätte über Mittag ja auch ein Stück Schwarzwälder Kirschtorte gegessen. Ich esse auch ab und an ein Stück Torte. Dreimal darfst du raten, wer von uns beiden weniger Gewicht hat? Und länger satt war ich auch.

Machen wir uns das an einem Beispiel klar, das die Diabetesberaterin Katja Richert und die Ernährungswissenschaftlerin Ulrike Gonder gegeben haben. du isst ein fettarm belegtes Brötchen mit etwa 330 Kalorien. Ich esse zwei oder drei gekochte Eier mit 180 bis 270 Kalorien oder ein durchschnittliches Schnitzel mit etwa 170 Kalorien. Zu den Eiern könnte ich wegen des Säure-/ Basenausgleichs noch eine schöne Portion Gemüse oder Tomaten essen, zu meinem Schnitzel passt zum Beispiel gut ein frisch zubereiteter Salat. Wer ist wohl länger satt? Und gerade die lang anhaltende Sättigung ist der Schlüssel zu einer negativen Energiebilanz, also zum Abnehmen. Und ganz nebenbei habe ich meinem Blutzuckerspiegel niedrig gehalten. Strategisch clever essen und an Hägar aus dem Comic denken heißt, niemals mit einem Heißhunger einkaufen gehen oder an einen Tisch setzen. Und es heißt auch, alte Glaubensgrundsätze vom Teller, den man leer macht, und der Sättigungsbeilage, ohne die es ja nicht geht, über Bord zu werfen.

Ich traf auf einer Diabetesschulung eine ältere Frau, die Marmelade aus dem eigenen Garten herstellt. Ihr Credo lautete: „Ohne mein Marmeladenbrötchen ist es für mich kein Frühstück." Ihr Blutzucker und ihr Gewicht schlugen einen anderen Weg ein. Jetzt saß sie neben mir, und wir tauschten ein leckeres Rezept für ein Power-Müsli mit frischem Obst und Quark bzw. Joghurt als Grundzutaten aus. Wir vereinbarten, dass sie ab und an die Menge an Obst verkleinert und dafür etwas von ihrer herrlichen Marmelade in den Quark gibt. Im Gegenzug erhielt ich das Rezept für Quittenbrot, das mir von Freunden und Bekannten aus der Hand gerissen wurde. Als wir uns nach längerer Zeit wieder trafen, erzählte sie stolz und immer noch etwas über sich selbst erstaunt, dass sie sich jetzt kein Frühstück ohne das leckere Müsli vorstellen kann, den ganzen Morgen satt war und auch kein Obst mehr durch Marmelade ersetzt. Sie isst lieber einmal ein frisches Stück Brot mit Butter und Marmelade und macht dann mit ihrem Mann einen Spaziergang. Ihr Blutzucker und ihr Gewicht haben es ihr gedankt.

Fett weg durch Fett?

Wer satt werden will, sollte regelmäßig, geplant und mit Sachkenntnis essen. Das führt uns gleich zu einem weiteren Mythos: du sollst kein Fett essen! – Die klare Antwort: „Jein!" Fett hat doppelt so viele Kalorien wie Eiweiß und Kohlenhydrate. Das ist schon klar. Aber Fett ist nicht nur ein wichtiger Geschmacksträger. Und ohne Spaß, das weißt du, hältst du auf Dauer auch nicht durch. Das soll jetzt kein Freifahrtschein für Fett sein. Am Ende des Tages kommt es darauf an, dass deine Energiebilanz insgesamt negativ ist, um Gewicht zu verlieren. Was aber noch viel entscheidender ist, Fette sind neben Eiweiß einer der Grundbausteine des Körpers. Vor allem die Omega-3-Fettsäuren machen die Arterien elastisch und bringen das Gehirn auf Touren. Enthalten sind diese Fette in frischem Fisch (insbesondere fettigem Lachs) ohne dessen Vernichtung in einer Fritteuse, in Fischölkapseln für die Raumfahrer unter uns, in Nüssen und in guten Ölen wie Leinöl, Walnussöl und Olivenöl.

Schlendere doch mal durch die Regale der Supermärkte. Es gab Tage, da blieb mir als Eiweißalternative nur noch der Harzer Roller in der Abteilung mit Milchprodukten. Sehr gesund, hält zusammen mit Gemüse lange satt, schmeckt für mich, als hätte ich in einen Sack mit Gips gebissen. Es fehlt eben das Fett als Geschmacksträger.

Und jetzt nimm eine Packung Joghurt zur Hand und betrachte die Angaben auf der Rückseite. Kaum Fett, Eiweiß stark reduziert und ein relativ hoher Kohlenhydratanteil durch den zugesetzten Zucker. Tja, Zucker schmeckt eben.

Verstehe mich richtig, auch ich esse Lebensmittel, die mir als Diabetiker erst einmal nicht guttun. Ich esse sie, weil sie mir schmecken oder mir einfach mal danach ist. Aber ich esse sie sehr selten und in den meisten Fällen geplant. Dann sündige ich vernünftig und kann es mit Bewegung ausgleichen. Wenn du kein Insulin spritzt (also keine Broteinheiten bestimmen musst), dann suche nicht die Lebensmittel mit dem geringsten Fettanteil, die ein -wenn auch schwacher- Ersatz für die Lebensmittel sein sollen, ohne die du vermeintlich nicht leben kannst. Achte auf einen geringen Kohlenhydrat-, aber einen hohen Eiweißanteil. Gehe es langsam an. Ich kann heute mühelos an einer Packung Chips vorbeigehen, weil ich einfach keine Lust darauf verspüre. Mein Körper hat sich nach und nach umgestellt.

Was bringt uns Eiweiß denn eigentlich noch, einmal von den purzelnden Pfunden abgesehen?

Eiweiß bewahrt die Gesundheit

Das richtige Eiweiß -vor allem das aus Lebensmitteln, die noch nicht weiterverarbeitet wurden- macht uns glücklich. Eiweißreserven im Körper sind die Grundvoraussetzung für eine Genesung bei Krankheiten. Eiweiß ist auch der Grundbestandteil unserer Knochen. Jahrelanger Eiweißmangel ist neben fehlender Belastung von Skelett und Muskeln die Hauptursache für Osteoporose – und nicht wie weithin angenommen Calciummangel. Collagenfasern, die aus Eiweiß bestehen, verleihen unseren Knochen Stabilität.

An dieser Stelle breche ich auch eine Lanze für Kohlenhydrate, die nicht der Teufel sind, sondern ebenfalls notwendig für unser Gehirn, das zentrale und vegetative Nervensystem, die roten Blutkörperchen und die Nierenzellen. Wenn du an einer diabetesbedingten Nierenerkrankung leidest, solltest du vor jeder Ernährungsumstellung auf mehr Eiweiß unbedingt deinen jeweiligen Facharzt konsultieren und die Mengen mit ihm abstimmen. Diabetiker Typ 2 ohne Nierenschädigung brauchen sich nach aktuellem Stand der Forschung ebenso wenig Gedanken über eine Nierenschädigung durch das Eiweiß zu machen wie Gesunde. Kohlenhydrate sind also bei einer gesunden Ernährung kein Tabu, im Gegenteil. Denke aber daran, dass der Körper die notwendige Menge selbst in der Leber herstellt. Das geht zwar langsamer als mit einem Teller Nudeln, reicht aber erst einmal völlig aus.

Faustformel für Kohlenhydrate: wenn du zu einer Mahlzeit nicht mehr als 2 kleine Hände voll Kohlenhydratbeilage isst, dann bist du schon mal sehr gut unterwegs. Das wären dann zum Beispiel ein bis zwei Pellkartoffeln. Iss eher Kartoffeln anstelle von Püree und eher Nudeln statt Reis. Und iss abends nach Möglichkeit gar keine Kohlenhydrate und keinen Salat. Du blockierst nur die Fettverbrennung bzw. dein Körper ist zu lange mit der Verdauung beschäftigt.

Wenn du über einen längeren Zeitraum kein Eiweiß isst, dann stirbst du. Wenn du über einen längeren Zeitraum kein Fett isst, dann stirbst du. Wenn du über einen längeren Zeitraum keine Kohlenhydrate isst, dann wirst du schlank! Aber sie schmecken ja auch! Und deshalb essen wir Slow-Carb und nicht No-Carb!

Wasser ist Leben

Neben ausreichend Schlaf ist eine Sache sehr wichtig für dich: trinke ausreichend! Das wirst du bestimmt schon öfter gehört haben. Wirf einen Blick auf die Erdkugel und nimm die viele blaue Farbe auf dem Globus wahr. Das ist alles Wasser. Dort kommen wir her. Zu Beginn unseres Lebens besteht der menschliche Körper aus 70 bis 80 % Wasser.

Ohne Wasser würde unser Stoffwechsel nicht funktionieren. Du kannst einige Wochen ohne wirkliche Nahrung durchhalten. Ohne Wasser stirbst du spätestens in einer guten Woche. Der Körper trocknet aus, die Nieren versagen, Gifte können nicht mehr ausgeschieden werden.

Umgekehrt hilft dir Flüssigkeit beim Entschlacken, es hält das Blut dünn und deinen Kopf fit, es transportiert Nährstoffe und Vitamine usw. Die Trinkmenge hängt von deinem Gesundheitszustand ab. Nicht jeder Körper verträgt pauschal zum Beispiel 2 bis 3 Liter am Tag. Trinke auf jeden Fall, wenn du durstig bist. Ignoriere die Hinweise deines

Körpers nicht. Er kennt sich besser als du ihn.

Ich vermeide wegen des Zuckers alle Getränke wie Cola, Limonade, Eistee etc. Ich bevorzuge Wasser und Tee (auch Früchtetee) und trinke möglichst jeden Morgen einen großen Becher mit warmem Wasser und Ingwerstückchen drin. Der Ingwer kommt dann in mein Müsli. Warmes Wasser wird schneller vom Körper aufgenommen, spült die Nacht aus den Knochen und regt den Darm an. Wasser spült auch ein Zuviel an Blutzucker durch die Nieren aus dem Körper.

Wenn dir das Trinken größerer Mengen Wassers aus irgendeinem Grund schwerfällt, dann denke daran, dass es viele wasserhaltige Lebensmittel gibt, mit denen du den Wasserhaushalt auch auffüllen kannst. Es liegt in der Natur der Sache, dass du als Diabetiker mit Obst nicht übertreiben solltest. Obst enthält Fruchtzucker, der dir in großen Mengen nicht bekommt. Aber Gemüse wie zum Beispiel Paprika geht immer! Also, sei schlau und entwickele deine persönliche Taktik.

Sehr gute Erfahrungen habe ich als Kaffeeliebhaber übrigens gemacht, seit ich weniger Kaffee, dafür aber Espresso trinke. Espresso ist bedeutend bekömmlicher für deinen Magen. Im Restaurant trinke ich ihn immer vor dem Essen („Und Sie möchten den Espresso tatsächlich jetzt schon?"). Das ist appetitanregend und die Zeremonie mit Tasse und Wasser stimmt mich auf ein schönes Essen ein. Und zum Essen trinke ich nach Möglichkeit nichts, denn diese Flüssigkeit verdünnt die Magensäure und verzögert die Verdauung. Probiere einfach aus, was dir gefällt.

Wasser ist auch ein elegantes Mittel, dein Hungergefühl zu dämpfen. Stell dir deinen Magen wie einen Ballon vor, der mit Essen gefüllt wird, wenn du hungrig bist. Erschlafft dieser „Ballon" wieder, meldet ein Hormon namens Ghrelin unserem Gehirn diesen Hunger. Füllst du den Magen wieder, ist es dem Hormon gleichgültig, aus was diese Füllung besteht. Das Gehirn bekommt die Meldung, dass du satt bist. Deine Fressattacke bleibt aus.

Alkohol und Diabetes

Diese Frage kommt immer. Ist Alkohol ein Problem? – Wenn ich gut drauf bin, antworte ich: „Nicht, wenn Sie ihn trinken." Aber Spaß beiseite. Vom Grundsatz her ist Alkohol nicht verboten, aber du musst dir im Klaren darüber sein, dass Alkohol nicht im Körper gespeichert werden kann und die in ihm enthaltene Energie vorrangig vom Körper verarbeitet wird. Nicht umsonst heißt es ja im Saarland, dass zwei Bier eine volle Mahlzeit sind. Trinkst du eine größere Menge Alkohol zum Essen, dann werden Zucker und Fette aus dem Essen in die Depots eingelagert, bis die Energie aus dem Alkohol verbrannt ist. Welche Menge ist denn jetzt akzeptabel? Aus Sicht eines Diabetikers wären das ein bis zwei Gläser à 0,2 Liter zum Essen. Aber bitte nicht täglich. Alkohol hat auch eine Suchtkomponente. Außerdem kann ein Zuviel an Alkohol eine Unterzuckerung auslösen. Und lass die Finger von jeglichem Alkohol, der durch Zusatzstoffe gesüßt wurde. Oder nimm die Laufschuhe mit in die Kneipe.

Nach dem Essen sollst du ruhen

Unser Körper ist so konzipiert, dass er in der Schlafphase Reparaturen durchführt und Abfallstoffe aus dem Köper transportiert. Erst gegen vier Uhr in der Nacht schaltet er auf Weckrhythmus um, damit du bei Sonnenaufgang gleich zur Keule greifen und deinem Tagwerk als Steinzeitmensch nachgehen kannst. So alt sind diese körpereigenen Programme nämlich. Was nicht geplant war, war dein Besuch gestern Abend bei deinem Lieblingsitaliener mit viel Pasta, Rotwein und der frisch zubereiteten Zabaione. Jetzt heißt es erst einmal verdauen und den völlig entgleisten Blutzuckerspiegel wieder einzufangen. Du legst dich ins Bett und fühlst dich wie der Wolf bei den sieben Geißlein. Dein Bauch ist voller Wackersteine. Du schläfst schlecht und die Waage ist am nächsten Tag auch nicht dein Freund.

Ich notiere seit fast 2 Jahren jeden Morgen unter gleichen Bedingungen mein Gewicht. Die Stände jeweils mittwochs sind mein Maßstab. Ich habe es erlebt, dass mein Gewicht in diesen 7 Tagen bis zu 4 Kilogramm nach oben geschwankt hat, und ich am folgenden Mittwoch 0,5 Kilogramm verloren hatte. Das hat viel mit Wassereinlagerungen im Körper zu tun. Und mit unzureichendem Schlaf oder zu kurzen Pausen zwischen den Mahlzeiten. Ich bin morgens um vier Uhr auf die Waage gestiegen und hatte zugenommen. Ich habe noch drei Stunden Schlaf angehängt und war dann plötzlich leichter als am Vortag.

Probiere Folgendes aus: iss nach 19 Uhr nach Möglichkeit nichts mehr. Und achte auf deinen Biorhythmus, das heißt, schlafe in 1,5-Stunden-Rhythmen. Gehst du um dreiundzwanzig Uhr ins Bett, dann stelle deinen Wecker auf fünf Uhr oder halb sieben. Wird es eine halbe Stunde später, dann hänge die dreißig Minuten dran. Dein Körper und dein Blutzuckerspiegel werden es dir danken.

Ein erfolgreicher Tag mit Diabetes

Ich wache entspannt auf wenige Minuten bevor der Wecker klingelt und strecke mich sanft. Unser Hund Phil registriert diese Bewegung und stürmt ans Bett. Seine feuchte Nase ist dicht vor meinen geschlossenen Augen, während ich mit einer Hand träge sein Fell kraule. Er läuft aus dem Schlafzimmer, und ich lächele bei der Vorstellung, dass ich gleich den Tag mit wichtigen Ritualen beginne, die nur ein Ziel haben: mich in einen Zustand voller Tatendrang und Achtsamkeit zu versetzen. Es hilft mir, dass ich ausreichend geschlafen habe und auf einen Rhythmus geachtet habe, der meinen natürlichen Schlafphasen entgegenkommt. Seit meiner letzten Mahlzeit sind mehr als zwölf Stunden vergangen. Der Körper hatte ausreichend Zeit zum Verdauen und zum Gewichtsabbau.

Ich stehe auf. Alle elektronischen Geräte sind aus. Es gibt keine Ablenkung. Ich komme frisch rasiert und angezogen in die Küche, notiere wie jeden Tag mein Gewicht, stelle heißes Wasser auf und gieße dieses in eine große Tasse mit 2 bis 3 Scheiben frischen Ingwers. Über Nacht verliert der Körper Wasser. Das fülle ich mit warmem Wasser und Ingwer wieder auf. Warmes Wasser wird viel leichter vom Körper aufgenommen. Der Ingwer hat eine ganze Reihe positiver Wirkungen. Er lindert Schmerzen, besänftigt den Magen und schwächt Erkältungen ab. Ingwer mit seinen mehr als 20 erforschten Wirkstoffen ist ein Allroundtalent in Sachen Gesundheit. Die Knolle unterstützt den Körper bei Fieber und wirkt wohltuend auf Hals und Stimmbänder. Jetzt bereite ich mein Frühstück zu und entscheide mich für Spiegeleier. Vier Spiegeleier, davon zwei ohne Eigelb, bilden die Grundlage. Zwei Eigelbe lasse ich weg, da Eigelb Arachidonsäure enthält, die Entzündungen fördert und Migräne auslösen kann. Frisch geschnittene Paprikawürfel, Zwiebeln, Speck und Champignons runden das Ganze ab. Noch etwas frischer Schnittlauch für das Auge drübergestreut, und es kann losgehen. Lecker! Die nächsten 4 bis 5 Stunden werde ich richtig satt sein und meinem Körper die Energie geben, die er braucht.

Frisch gestärkt setze ich mich mit meinem Tagesplaner wieder an den Tisch. Ich notiere meine 4x4-Ziele mit den wichtigsten Zielen der nächsten sechs Monate und plane die wichtigsten Aktivitäten für den Tag. Jetzt noch die Turnmatte ausgerollt und meinen 8-Minuten-Workout absolviert. So kommt auch der letzte Muskel in Schwung und ich starte in den Tag.

Heute steht ein wichtiges Kapitel für dieses Buch an, das noch Recherchen und Nachdenken erfordert. Ich habe zwei Stunden für das Schreiben geblockt und unterteile meine Arbeit in 25-Minuten-Einheiten. Danach gibt es immer eine fünfminütige Pause, in der ich mich mit meiner Frau unterhalte oder Jonglieren übe. Handy und Internet sind immer noch aus. Kein Zeitungsartikel hat mich abgelenkt. Die Arbeit verläuft sehr produktiv.

Am späten Vormittag bin ich in einer Skype-Konferenz mit Kollegen. Wir besprechen ein größeres Projekt. Es ist schön, diese Menschen um sich zu haben, wenn es auch nur via Bildschirm ist. Gegen Mittag habe ich meine beiden Trinkflaschen mit rund zwei Litern Wasser und zwei Tassen Kaffee getrunken. Ich fühle mich großartig. Zeit zu einer kurzen 20-minütigen Achtsamkeitsmeditation.

Zum Mittagessen kochen wir uns aus den (S)Low-Carb-Rezepten den Lachs mit Spinat. In einer guten halben Stunde ist alles fertig. Vor dem Essen trinke ich einen doppelten Espresso und zwei Gläser Wasser. Das erfrischt, macht Appetit und verhindert, dass das Wasser während des Essens die Magensäure unnötig verdünnt. Mein Nachmittag startet mit einer Stunde, in der ich E-Mails beantworte und Anrufe tätige. Die früher übliche Müdigkeit nach dem Essen, das sogenannte „Suppenkoma", stellt sich bei dieser Art Ernährung gar nicht erst ein. Ich hake meine Punkte auf dem Tagesplan ab, setze mich ins Auto und fahre zu einem Kunden. Dort gibt es in aller Regel Gebäck und Kuchen. Zur Vorsicht habe ich 80%ige Schokolade mit, die den Blutzucker -in Maßen genossen- nur unwesentlich belastet. Ein kleines Stück auf der Zunge stillt jeden Wunsch nach Kuchen. Ich mache mich im Anschluss auf den Weg zu einer Hypnosesitzung mit einer Kundin und bin dankbar für die regelmäßige Meditation, die mir die Gelassenheit gibt, mit einem unvorhersehbaren Stau auf der Autobahn angemessen umzugehen. Ich muss lächeln bei dem Gedanken an einen Kollegen, der früher im Verkehr jedes Auto und seinen Fahrer anschrie. Jetzt, eine leichte Herzattacke später und um einen Meditationskurs reicher, sagte er in solchen Situationen zu sich selbst: „Siehst du, er kann es nicht." – Dann lächelt er und versucht nicht, Dinge zu ändern, die er nicht ändern kann.

Mein Abend endet mit einem Kurzvortrag zum Thema „Diabetes als Chance" vor einer interessierten Gruppe mit einer anregenden Diskussion im Anschluss. Eine halbe Stunde vor dem Vortrag habe ich aus einer mitgebrachten Schüssel Tomatensalat mit Mozzarella und selbstgemachtem Pesto gegessen. Sehr lecker! Während des Vortrags steht eine mitgebrachte Flasche mit stillem Wasser neben mir, aus der ich regelmäßig in kleinen Schlucken trinke. Gegen dreiundzwanzig Uhr bin ich wieder zu Hause. Ich lege mich auf das Bett und höre über Kopfhörer eine Trance zum Thema Bewegung und Zielsetzung. Als sie zu Ende ist, schließe ich die Augen, freue mich auf einen erholsamen Schlaf und lasse über Nacht meinen Körper seine Arbeit tun.

Der kleine Hunger steht vor der Tür

Sind alle meine Tage so entspannt und erfolgreich? – Esse ich nie Dinge, die mir nicht guttun? Halte ich mich denn jeden Tag an alle Abläufe? – Natürlich nicht. Ich bin ein Mensch wie du und keine Maschine. Aber ich werde jeden Tag besser. Und ich kenne mich inzwischen sehr gut. Habe ich wirklich Hunger oder einfach nur Lust auf einen bestimmten Geschmack? – Gehe ich aus Langeweile zum Kühlschrank? – Hat jemand bei mir auf den falschen Knopf gedrückt? – Ist mein Körper heute einfach nur anders als sonst? Es gibt viele Möglichkeiten, diese Fallen zu umgehen. Ich kenne viele Löcher, in die ich fallen kann. Und ich falle auch immer noch hinein. Aber ich kenne jetzt Wege und Abkürzungen, um wieder herauszukommen, und konzentriere mich auf meine Erfolge. Ein Scheitern gibt es nicht. Es gibt nur Verzögerungen, an die ich mich flexibel bei der Zielerreichung anpasse. Und wenn der kleine Hunger kommt, soll er nur klingeln. Ich gehe mit ihm laufen oder umgehe ihn mit kleinen vorbereiteten Sticks aus Gemüse. Und manchmal gehe ich mit ihm auch etwas essen.

S wie Spass – Humor hilft

Lachen hat etwas gemeinsam mit den alten Windstößen des Glaubens und der Inspiration. Es lässt den Stolz tauen und löst Geheimnistuerei auf. Es lässt Menschen sich selbst vergessen in Gegenwart von etwas Größerem als sie, etwas, dem sie (wie man allgemein von einem guten Witz sagt) nicht widerstehen können.

G. K. Chesterton

„Herr Ollig, Sie lachen immer so viel. Ist Ihnen der Ernst unserer Lage denn nicht bewusst?" Natürlich ist er das. Darum lächele ich ja und denke an einen alten Ausbilder, der zu mir sagte: „Ich freue mich, wenn es regnet. Wenn ich mich nicht freue, regnet es ja auch."

Eckhardt von Hirschhausen erzählt in seinem Buch „Wunder wirken Wunder: Wie Medizin und Magie uns heilen" eine wunderbare und wahre Geschichte von einem Kollegen, der auf dem Weg zu einer Operation am Arm durch ein Krankenhaus gefahren wird und unvorhergesehen für das Personal eine Pappkrone aufsetzt und ein selbstgebasteltes Zepter in die Hand nimmt. Und so wird an Stelle eines machtlosen Patienten, der trotz zweier gesunder Beine gegen seinen Willen vorschriftsmäßig liegend transportiert wird, ein wahrer König in den Operationssaal gerollt. Auf dem Weg dorthin hatte er für jede Menge Heiterkeit gesorgt. Der Knaller an der Geschichte ist aber, dass unser König Jahre später in einem Café saß und von einem anderen Gast angestarrt wurde. Dieser Gast fragte ihn, ob er denn einmal am Arm operiert worden wäre und gab sich als der Anästhesist zu erkennen. Unser König erfuhr, dass sein Einfall noch viele Jahre im Operationssaal für Heiterkeit gesorgt hatte. Allein der Gedanke daran ließ Ärzte, Schwestern und Patienten in schwierigen Situationen frischen Mut fassen. – Wer ist denn jetzt realistischer?

Wenn du es nicht schon geahnt hast, wirst du im nächsten Kapitel erfahren, warum langfristig nur positiv besetzte Ziele zum Erfolg führen. Und wenn du lachst, hast du schon gewonnen. Denn Lachen distanziert dich von Problemen und lässt dich unangebrachten Respekt verlieren. Du bekommst einen klaren Kopf. Und dann eröffnen sich Chancen.

T wie Träumen – Realisten haben Visionen

Träume entspringen wachen Gedanken.

Wu Cheng-En

Wäre es nicht schön, wenn unsere Träume öfter wahr würden? Wenn wir uns vorstellen, wie die Dinge ein gutes Ende finden, und es auch so kommt? – Bist du in diesem Fall ein Traumtänzer oder einfach nur clever? – „Ein Pessimist ist jemand, der zu lange mit einem Optimisten zusammengelebt hat." Wie oft habe ich diesen Satz schon gehört. Ebenso den Ratschlag: „Seien Sie doch mal realistisch!" Und das ist genau der Punkt. Denke in einer ruhigen Minute einmal darüber nach, warum der eine Mensch sich etwas vornimmt und Erfolg hat, während ein anderer grandios scheitert, obwohl er unter Umständen sogar die besseren Ausgangsbedingungen gehabt hat? In keiner Stadt steht ein Denkmal für Menschen, die immer nur realistisch waren. Vor jedem wirklichen Erfolg steht eine Vision, für die sich die Anstrengung lohnt.

Der Schlüssel zum langfristigen Erfolg

Bilder sind mächtiger als alle Worte, denn unser Unterbewusstsein, das etwa 90 Prozent unserer Handlungen steuert, reagiert nicht wirklich auf rationale Argumente, jedenfalls nicht dauerhaft. Das ist ein Grund, wieso man

Abnehmen langfristig nicht einfach mit dem bloßen Willen oder einer Diskussion mit sich selbst erreichen kann.

Wie sehr unser Unterbewusstsein im Verborgenen unser Leben steuert, kannst du an einem ganz einfachen Beispiel nachvollziehen. In deiner ersten Fahrstunde warst du so mit der Technik und den Bewegungsabläufen beschäftigt, dass du den Wagen ständig beim Anfahren abgewürgt hast. Du bist anschließend ausgestiegen und hast gedacht, dass du das niemals lernen wirst. Und heute? Du bekommst es noch nicht einmal mit, wenn du schaltest.

Das ist ein sehr nützlicher Vorgang, denn die Informationsflut, die über uns in jeder Sekunde hereinbricht, ist so gewaltig, dass wir völlig überfordert und lebensunfähig wären, wenn wir alle Entscheidungen erst rational abwägen müssten. Hast du wahrgenommen, dass du gerade mit deinem Hinterteil auf einem Stuhl sitzt, bevor ich es dir gesagt habe? Und was wäre, wenn du beständig bewusst steuern müsstest, nicht vom Stuhl zu fallen?

Das Unterbewusstsein ist also ein tolle Sache und viel älter als der rationale Teil in unserem Kopf. Es steuert auch in hohem Maße Verhaltensweisen und verknüpft sie mit unseren Zielen. Der Nachteil ist, dass wir nicht auf direktem Weg mit ihm kommunizieren können. Deshalb heißt es ja „Unterbewusstsein". Aber es spricht in Bildern. Und das spielt uns in die Hände.

Nutze durch die Kraft geeigneter Bilder eine deiner stärksten Waffen im Kampf gegen Diabetes, negativen Stress und Übergewicht: deine Vorstellungskraft!

Was will er denn jetzt von mir? Soll ich mich etwa schlank denken? – In gewisser Weise ja. Ein Freund von mir hat nach der Schule studiert und an einer renommierten Hochschule promoviert. Das Thema seiner Doktorarbeit war für mich so kompliziert, dass ich es noch nicht einmal wiederholen kann. Ein gemeinsamer Kollege hat einmal witzig gemeint, es hätte mit Excel-Tabellen zu tun, die in der dritten Dimension leichte Wellenbewegungen auslösen würden, deren Auswirkung als feiner Windhauch zu spüren wäre. Und über diesen Windhauch drehe sich die Doktorarbeit. Nun gut! Das Entscheidende für mich ist, dass mein hochintelligenter und natürlich auch noch sportlicher Freund überhaupt zu solchen Gedanken fähig ist, in einer internationalen Unternehmensberatung ein großes Team unter hohem politischem und zeitlichem Druck leitete, dass dieser Freund irgendwann am Tag trotz aller guten Vorsätze einen ganzen Marmorkuchen aus der Packung mit dem Kaffeelöffel verdrückte. Und ja, sein Gewicht ging rauf und runter wie ein Jo-Jo, heute hat er Diabetes. Und wie es sonst in seinem Körper aussieht, will ich gar nicht wissen.

Weiß er nicht, dass das ungesund ist? – Natürlich weiß er das. Fehlt ihm das Wissen um die richtige Bewegung und vernünftiges Essen? – Absolut nicht. Hat er kein Durchhaltevermögen oder weiß er nicht, wie man sich Ziele setzt und dieses „Projekt" durchzieht? – Mitnichten! Wenn es einer weiß, dann er. Was er allerdings nicht weiß, ist, dass er seine wahren Ziele jeden Tag mit im wahrsten Sinne des Wortes durchschlagendem Erfolg erreicht. Karriere, Einkommen, Status, berufliche und geistige Herausforderung, Lob von außen, das Gefühl, wichtig zu sein und gebraucht zu werden. Aber um welchen Preis und warum funktioniert die Umsetzung dieser Ziele so machtvoll?

Die Antwort liegt in seinem Unterbewusstsein. Und da schauen wir jetzt mal genauer hin.

Hinderliche Glaubenssätze

Ich war dieser Tage auf einer Geburtstagsfeier. Zu fortgeschrittener Stunde wurde viel gelacht und Anekdoten aus alten Zeiten wurden erzählt. Als die Geschichten und Erinnerungen wieder ernster wurden, fiel an einer Stelle der unvermeidliche Satz: „Ja, Geld verdirbt eben den

Charakter und ist die Wurzel allen Übels!" Es gab allgemeine Zustimmung.

Diese beiden Sätze hören wir seit Kindertagen. In jedem Krimi ist der Mörder in aller Regel reich – oder will es durch den Mord werden. Wenn wir jemanden mit viel Geld oder einem teuren Statussymbol sehen, geht ein kleiner Stich durch unser Herz, und wir denken, was er wohl alles geopfert hat oder auf wessen Kosten derjenige zu Geld gekommen ist.

In aller Regel entspricht nichts davon der Realität. Unsere Gedanken spiegeln uns etwas vor, was wir von frühester Jugend an so verinnerlicht haben. Und ja, wir alle haben auch Fälle kennengelernt, wo es zutrifft. Und warum haben wir ausgerechnet die behalten, und nicht die vielen Menschen, die wohlhabend oder gar reich sind und mit ihrem Geld viel Gutes tun? Die Antwort ist einfach: es passt nicht in unser Weltbild, es entspricht nicht unseren Glaubenssätzen.

Ein Glaubenssatz ist ein Bild, das tief verankert in uns sitzt und uns hilft, in der Welt zurechtzukommen. Dabei geht es nicht um richtig oder falsch, moralisch oder unmoralisch. Das unterscheidet unser Gehirn erst einmal nicht. Es will uns helfen in einer Welt, die sonst zu chaotisch wäre, um in ihr zu bestehen. Unser Gehirn ist immer bestrebt, unser Leben zu kategorisieren und berechenbar zu machen.

Wenn ich dir von Kindesbeinen an erzähle, dass man den Teller leer macht, starker Knochenbau in der Familie liegt, es „uns" einfach gut schmeckt und schon dein Großvater im Sport schlecht war. Wie lange glaubst du, wird dein Vorsatz an Silvester, im Januar mit dem Joggen und einer Diät loszulegen, um Gewicht zu verlieren, halten? – Richtig, noch keine vier Wochen. Denn deine Vorsätze kämpfen gegen jahrzehntelang eingeübte Glaubenssätze an, für die ständig passende Beweise gesammelt wurden. Und vor allem, du hast den neuen Glaubenssatz vom Joggen und der Gewichtsabnahme mit Schmerz und einer ungeeigneten Sprache begonnen („EIGENTLICH MÜSSTE MAN abnehmen, sonst DROHT ein Herzinfarkt.") Das Bild vom Fuß eines Diabetikers an der Kühlschranktür hat mich anfangs auch davon abgehalten, die Tür zu öffnen. Auf Dauer reicht das aber nicht. Oder raucht in Deutschland niemand mehr, seit die Zigarettenpackungen Bilder von Lungenkrebs und Tod zeigen?

Die folgende Grafik zeigt am Beispiel der Angewohnheit (ja, es ist keine Sucht) des Rauchens, wie Glaubenssätze sich auf uns auswirken.

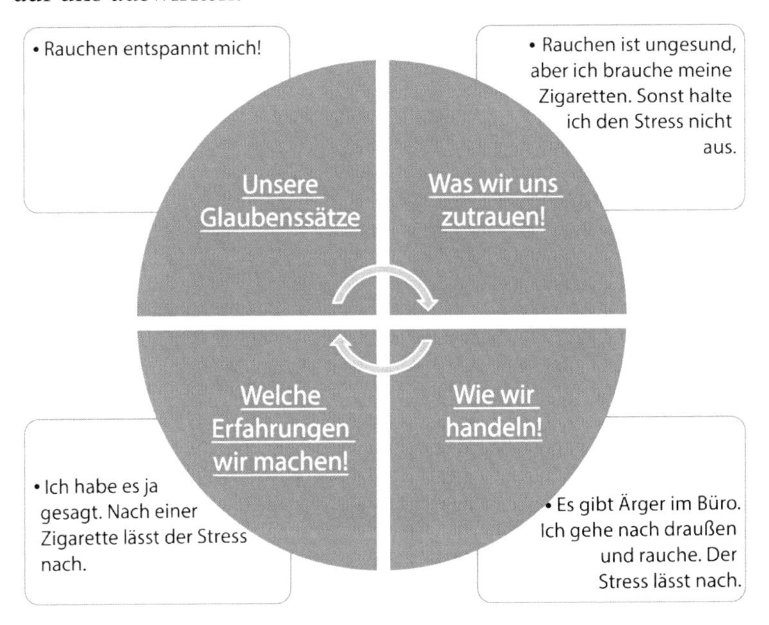

Ich habe mich 2014 zum Hypnotiseur nach System 23 von Alexander Hartmann ausbilden lassen. Im Rahmen dieser umfangreichen Schulungen und Übungen über viele Wochen hinweg habe ich an mir selbst, aber vor allem auch an anderen erlebt, wie machtvoll es sein kann, mehr über die Wirkungsweise des Unterbewusstseins zu lernen und sich diese ungeheure Kraft zu Nutze zu machen. Verabschiede dich von allen Vorurteilen (Glaubenssätzen!) über Hypnose, dass jemand Macht über dich ausübt oder du willensschwach bist. Genau das Gegenteil ist der Fall. Hypnose findet übrigens jeden Tag statt. Denn Hypnose ist eine Suggestion, die wirkt. Wir denken jeden Tag (jedenfalls die meisten unter uns) und unsere Gedanken lösen immer eine Reaktion bei uns aus. Denke nur daran, wie du im Kino einen Horrorfilm siehst und was dann geschieht, wenn du zu Hause noch mal in den Keller musst und das Licht geht nicht an. Hypnose lässt sich auf vielfältige Weise nachweisbar erfolgreich einsetzen zum Beispiel bei Phobien, Ängsten, zur Schmerzbekämpfung, zur Zielerreichung, um auf den Punkt präsent zu sein und zur Rauchentwöhnung.

Ziele und Fokus

Rauchentwöhnung durch Hypnose ist ein schönes Beispiel dafür, dass du in kürzester Zeit deine Glaubenssätze ändern, schlechte Gewohnheiten loslassen und durch gute Dinge ersetzen kannst. Denn Glaubenssätze kannst du ändern und dein Unterbewusstsein steuern. Du darfst ihm gerne ein neues Ziel geben!

Jeden Tag hören in Deutschland Menschen mit dem Rauchen auf. Es geht also! Du hast sicher auch schon gehört, dass eine Frau in dem Augenblick mit dem Rauchen aufgehört hat, als sie von ihrer Schwangerschaft erfuhr. Auf Nachfrage erfährst du, dass sie ihrem Kind nicht schaden möchte. Sie weiß natürlich, dass das Rauchen auch für sie selbst ungesund ist. Aber das genügt nicht. Erst der überwältigende Gedanke, die Liebe und die Fürsorge für das ungeborene Kind legen augenblicklich einen Schalter im Kopf um. Die Mutterschaft und der Beschützerinstinkt sind eine so große Suggestion, dass das Unterbewusstsein nahezu augenblicklich aus einem Raucher einen Nichtraucher macht.

Unsere Grafik verdeutlicht das:

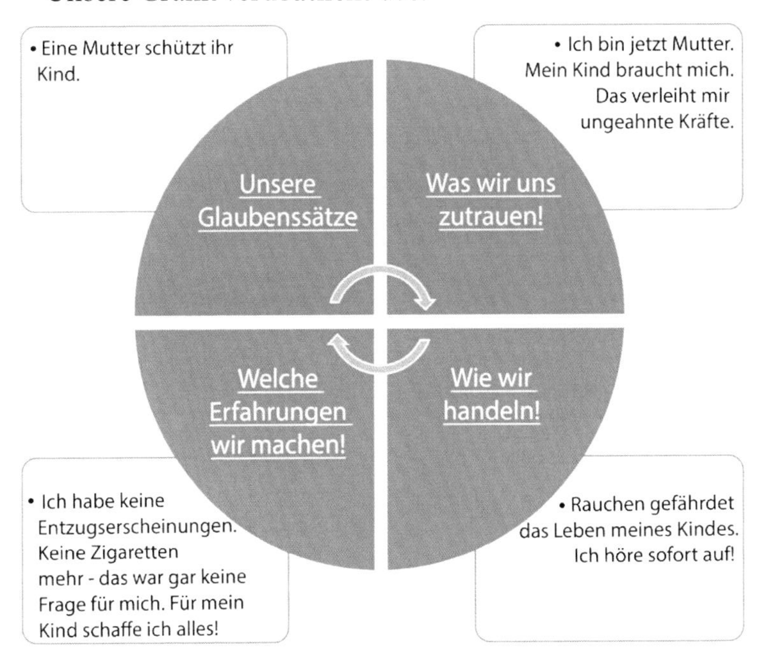

Jetzt ist ja nicht jeder, der gerne Nichtraucher wäre, schwanger. In diesem Fall werden andere Bilder, die nur der zukünftige Nichtraucher kennt, aktiviert. In der Hypnose-Sitzung bzw. im Vorgespräch gibt es noch einige begleitende Informationen, die den Abschied von der Zigarette leichtmachen und eine weitergehende Unterstützung des Unterbewusstseins aktivieren sowie mögliche Ausweichhandlungen wie vermehrtes Essen von vorneherein verhindern. Das Entscheidende aber ist, das du dir positive Ziele zu eigen machst, um dein Ziel zu erreichen. Es gibt einige Techniken, die dir den Umgang mit deinen Zielen ohne großen Aufwand sehr erleichtern. Diese Techniken wurden bei Menschen gesammelt, die sie mehr als erfolgreich anwenden. Wirf einen Blick auf das Begleitmaterial und lege los! Du wirst Spaß haben und überrascht sein, wie einfach Erfolg sein kann.

Diabetes, Übergewicht und Hypnose

Diabetes ist unheilbar. Das ist klar. Und das Essverhalten lässt sich leider nicht mit einer Hypnose-Sitzung grundlegend ändern. Dafür spielen erst einmal zu viele Faktoren rund um unser Gewicht eine Rolle. Und wenn du unter einem krankhaften Essverhalten leidest, solltest du immer therapeutische Hilfe suchen, um dahinterstehende schwerwiegendere Probleme zu erkennen. Was ganz wichtig für dich ist, ist die Erkenntnis, dass du mit der richtigen Technik in wenigen Minuten langfristige Veränderungen auslösen kannst, wenn die Bilder im Kopf stimmen.

Das ist auch der Grund, warum Diäten nicht funktionieren. Die Bilder stimmen nicht und schon die Wortwahl, dass „ich eine Diät machen muss“, löst in uns Widerstand aus. Gerade das Verbotene steht im Mittelpunkt unserer Sehnsucht. Wir warten auf das Ende der Diät, um wieder ins alte, vermeintlich schmackhaftere Leben zurückzukehren. Erschwerend kommt hinzu, dass viele Diäten gegen nahezu alle Grundsätze erfolgreicher Ernährung verstoßen, wie wir sie in den vorangegangenen Kapiteln kennengelernt haben. Das Scheitern ist garantiert.

Der erste Schritt zu einem erfolgreichen Bild ist, herauszufinden, was du eigentlich mit der Lektüre dieses Buches wirklich erreichen willst? – Klar, du hast vielleicht Übergewicht, Diabetes droht oder ist schon diagnostiziert. Und jetzt würdest du das gerne rückgängig machen oder unproblematischer. Aber warum? Fürchtest du den Verlust von Freiheit und Unabhängigkeit? – Sind dein Einkommen und deine Sicherheit bedroht durch die schwindende Gesundheit? – Verlierst du einen Partner, weil du dich unattraktiv fühlst? Es kann viele Gründe für deine Motivation geben. Und alle sind sie in Ordnung, so wie sie sind.

Für mich waren zum Zeitpunkt der Diagnose das regelmäßige Piksen mit einer Nadel und die Einschränkung meiner Unabhängigkeit etwas, was mir großes Unbehagen verursacht hat. Ich habe durch verändertes Essen und mehr Bewegung Gewicht verloren, bis zu einem gewissen Punkt. Dann kam der Stillstand. Erst meine Erkenntnisse aus der Hypnose und mein neues Wissen darüber, wie wir im Innern getaktet sind und was in unserem Leben über Erfolg und Misserfolg entscheidet, brachte den Unterschied und schaltete den Turbo ein. Dazu ein weiteres Beispiel:

Eine gute Freundin von mir hat sich vorgenommen, an einem Silvesterlauf teilzunehmen. Sie war sportlich, aber ein 10-km-Lauf war schon eine Herausforderung. Und es waren nur noch gute 5 Monate Vorbereitungszeit. Sie begann motiviert, erzielte erste Erfolge, dann kam der Durchhänger. In einem unserer Telefonate klang sie deprimiert. Wenn schlechtes Wetter war, schaffte sie es nicht, das Haus zu verlassen und zu trainieren. Und das, obwohl sie wie ein Profisportler mehrfach in der Woche die Augen schloss und sich vorstellte, wie sie das Training mit viel Spaß absolvierte. Ihr Unterbewusstsein schloss sich ihr an. Bis zur Regenperiode. Da waren dann andere Bilder stärker. Wir besprachen den Fall und ich schlug ihr vor, sich ab sofort auf das Bild zu konzentrieren, wie sie unter dem Jubel der Zuschauer das Band beim Zieleinlauf durchtrennt, den Pokal entgegennimmt und auf dem Siegertreppchen steht. Denn sie war im positivsten Sinne ehrgeizig. Und eine Medaille, ja, das hatte was. Zusätzlich verankerten wir den Zielsatz, dass ein Marathonläufer nicht ein Mal dreihundert Kilometer im Training absolviert, sondern dreihundert Mal einen Kilometer. Sie hat seit diesem Tag kein Training mehr versäumt, egal, wie das Wetter war.

Im Rahmen dieses Paketes erhältst du alle wichtigen Informationen, wie du diese Technik auch erlernen und davon profitieren kannst.

E wie Energie – Unser Kraftwerk

Energie ist ewige Freude.

William Blake

Du kennst diese Tage sicher auch (noch). Alles, was du in die Hand nimmst, gelingt. Du triffst die richtigen Leute, du triffst die richtigen Entscheidungen, von Müdigkeit keine Spur. Das Leben ist einfach schön. Du könntest Bäume ausreißen. Und dein Körper ist immer dabei. Denn er ist auf wunderbare Weise energiegeladen. Genau wie dein Geist.

Diese Energie ist eine der Grundvoraussetzungen für ein gelungenes Leben. Warum gelingt uns das nicht öfter?

Mit Körper und Geist ist es ähnlich wie mit einem Computer. Gibst du Müll rein, dann kommt auch Müll raus. Du denkst häufig darüber nach, was alles schiefgegangen ist? – Dann ist die Wahrscheinlichkeit sehr hoch, dass das auch so bleibt. – Du gibst deinem Körper Fast Food, leere Kohlenhydrate und Fette zum Essen? – Kein Wunder, dass er sich schlafen legt und Ausfälle hat. – Du bist ein Spielball des Lebens und hast kein wirkliches Ziel? – Kein Ziel ist auch ein Ziel. Du bekommst nur die Ziele der anderen.

Aber was am schlimmsten ist. Du hast keinen Respekt vor dir selbst, weil du die Fürsorge für dich und deine Gesundheit hintanstellst? Dann kannst du von Glück sagen, wenn es

„nur“ Diabetes als Diagnose ist und nicht Schlaganfall, Herzinfarkt oder Tod.

Was wäre, wenn du dich richtig bewegst, gute Dinge isst, Spaß hast, deine Träume kennst und sie Schritt für Schritt verwirklichst? Richtig, dein Körper ist energiegeladen und gibt dir die Kraft für erfüllte Tage, für ein erfülltes Leben. Und du erkennst, was die Diagnose Diabetes Typ 2 dir sagen will: **ändere deinen Lebensstil!**

Lebensstil – im Grunde genommen geht es um Veränderung

Was wäre gewesen, wenn der Pfarrer auf der Beerdigung meiner Großmutter nicht voller Selbstmitleid über die Diagnose Diabetes Typ 2 gejammert hätte? Wie wäre die Geschichte aus den Anfangskapiteln dieses Buches weitergegangen, wenn er erkannt hätte, dass sein Lebensstil seine Aufmerksamkeit braucht, nicht allein die Diagnose? Er hätte den Kopf erhoben, seine Gedanken auf die Möglichkeiten ausgerichtet, neue Erfahrungen gemacht, andere Menschen kennengelernt, seine Gesundheit nebenbei verbessert, ja, er wäre mit Sicherheit in seiner Position ein großes Vorbild geworden. Vielleicht hat er das ja auch getan. Aber du und ich werden es ganz sicher tun.

Du musst nicht gleich den Beruf wechseln und ein Buch schreiben. Aber ich erwarte schon etwas mehr von dir, lieber Leser, als nur eine vorübergehende Änderung der Kochrezepte. Das Leben wartet und der Spaß! Wenn ich es geschafft habe, schaffst du es auch! Und wenn es etwas gibt, was deine Situation einmalig macht, dann bist du eben der Erste, der das schafft!

Und bevor es an die ganz konkrete Umsetzung geht, noch ein paar wertvolle Tipps und Hinweise, die durchaus auch zum Nachdenken anregen sollen.

Dranbleiben – was den Unterschied macht

Es ist ein himmelweiter Unterschied, ob wir eine Wand von innen oder von außen betrachten

Brigitte Fuchs

Fang an! Was wir alle wollen, sind Resultate. In meinem Fall waren das massiver Gewichtsverlust, Verbesserung der Blutwerte und mehr Energie. Ich könnte heute noch am Tisch sitzen, lesen, mich weiterbilden und Menschen zuschauen, die erfolgreich mit ihrem Diabetes umgehen. Der Weg zum Erfolg ist im Grunde genommen einfach. Ich setze mir ein Ziel, das auf den ersten Blick zu hoch erscheint, hinter dem ich aber wirklich stehe und mit dem ich sehr positive Gefühle und Bilder verbinde. Ich schreibe auf, was zuerst zu tun ist und beginne! Auf dem Weg zu meinem Ziel stehe ich vor Hürden oder falle in Löcher. Ich erkenne sie als das, was sie sind: eine weitere Trainingsmöglichkeit, die mir das Leben bietet. Es gibt keine Probleme. Es gibt nur Herausforderungen. Sie sind weder gut noch schlecht. Sie tauchen einfach auf. Positives Denken alleine beseitigt oder verhindert sie nicht. Negatives Denken zieht sie magisch an. Mein Unterbewusstsein konzentriert sich ohne Wertung auf das, worum sich mein Denken dreht. Ich bin flexibel und passe meine Strategie an oder wähle eine neue. Aber ich verliere nie das große Ziel aus den Augen. Ich freue mich über all die neuen Menschen und Möglichkeiten auf meinem Weg und genieße das bewusstere Zusammensein mit meinen Freunden, Arbeitskollegen und meiner Familie. Ich bin unaufhaltsam. Was mir sehr hilft ist die Entscheidung, mit meiner Veränderung auch anderen Gutes zu tun. Denn ich glaube, das ist eine der Hauptaufgaben in meinem Leben.

Wie ein Tag mit Absicht erfolgreich wird

Nimm dir zwei Wochen Zeit für dich. Kaufe dir ein Blutzuckermessgerät und miss vor und zwei Stunden nach einer Mahlzeit deinen Blutzucker und beobachte, wie er sich verändert. Lass dich nicht durch Richtlinien und Meinungen aus dem Konzept bringen. Es geht um den Trend, nicht um absolute Wahrheiten.

Stelle dich jeden Morgen auf die Waage und notiere dein Gewicht. Vergleiche jeweils den Stand an einem Mittwoch und beobachte die Veränderung. Sei dir dabei bewusst, dass es immer Schwankungen geben kann. Entscheidend ist der langfristige Trend.

Setze dich mit den (S)Low-Carb-Rezepten aus dem Paket auseinander. Willst du selbst kochen? – Hast du einen Partner, der das für dich macht? Sprich dich ab und kläre das. Hole das Verständnis deiner Familie und enger Arbeitskollegen ein, damit du keine unnötigen Kämpfe ausfechtest. Missioniere nicht. Es ist deine Entscheidung, dich zu ändern. Andere treffen andere Entscheidungen. Dein Handeln wird das Vorbild sein.

Statte deine Küche mit allem Notwendigen aus. Meine Checklisten unterstützen dich dabei.

Gehe zu deinem Hausarzt und -sofern du einen hast- zu deinem Diabetologen. Kläre deinen aktuellen Gesundheitszustand ab und lasse eine Spiroergometrie machen bei einem Sportarzt. Wen du sonst noch alles brauchst, findest du in der Checkliste bzw. den Videos zu „Helfer“.

Wenn du jetzt ungeduldig wirst, dann kaufe für die ersten zwei bis drei Tage ein und starte. Vielleicht hast du Urlaub? Umso besser. Dann kannst du dich ganz auf deinen Rhythmus konzentrieren. Gehst du zur Arbeit, dann ist das auch in Ordnung. Deine übliche Routine verschafft dir Beschäftigung und Bewegung.

Ziehe eine Woche die geänderte Ernährung durch und genieße die tägliche Veränderung, die neu gewonnene Energie, wie dankbar dein Körper auf wirkliche Lebensmittel und weniger Kohlenhydrate reagiert. Kasteie dich nicht, wenn du nicht alles hundertprozentig schaffst. Es ist deine Woche. Und du bestimmst dein Tempo. Alles, was du anders machst als bisher, ist ein Erfolg. Du läufst einen Marathon, keinen Sprint.

Ziehe nach der Vorbereitungswoche und der ersten Woche mit einer umgestellten Ernährung eine ehrliche Bilanz. Feiere deine Erfolge und genieße das gute Gefühl. Sprich mit einer vertrauten Person darüber. Verinnerliche, dass du das auch weiterhin spüren möchtest.

Mit Bildern den Turbo einschalten

Jetzt wird es Zeit, herauszufinden, was du wirklich willst und wofür sich dein neuer Lebensstil lohnt. Höre dir aus dem Paket die entsprechenden MP3s an und investiere die Zeit, die Ergebnisse festzuhalten. Erlerne mit meiner Hilfe die Grundlagen der Selbsthypnose, um mit neuen Bildern dein Unterbewusstsein mit Wucht anzuschieben.

Rituale durchbrechen

Durchbrich liebgewonnene Rituale und ersetze sie nach und nach durch Rituale, die erprobt sind und dir helfen, auch Krisen zu überstehen. Ich gehe im Videomaterial näher darauf ein und stelle dir in Form von Checklisten und einem Tagesplaner alles Notwendige zur Verfügung. Du wirst keine

Stunde, nachdem du morgens die Augen geöffnet hast, in den Tag starten mit einem gesunden und belebenden Frühstück, einem 8-Minuten-Workout, einer Kurzmeditation über deine wichtigsten Ziele und einem Rahmen für den Tag.

Realität ist verhandelbar

Der Tag wird Krisen mit sich bringen. Das ist normal. Ich gehe in den Videos auf die wichtigsten Hindernisse ein, die mir bisher auf meinem Weg begegnet sind. Insbesondere werden das Themen sein wie:

- Hunger – oder einfach Lust auf Essen?
- Produktinformationen effektiv lesen.
- Gut gemeint ist nicht immer gut gemacht.
- Mein Umfeld: Hypnotiseure im Einsatz.
- Brot ist nicht gleich Brot.
- Alkoholhaltige und alkoholfreie Getränke.
- Hilfe, meine Mittagspause ist zu kurz!
- Was ist denn falsch an meinem Lebensstil?
- Ausreichend trinken – schön und gut. Aber wie?
- Einkaufen.
- Kochen (lassen).
- Arbeitsplatz und Kantinen.
- Hilfe, ich bin eingeladen!
- Auch das noch: Büffet!
- Zugenommen.
- Süßes gegessen.
- Morgens brauche ich mein Marmeladenbrötchen.
- Sport mache ich grundsätzlich nicht.
- Schlafen.
- Das halte ich sowieso nicht durch!

Eine große Hilfe ist es, wenn du den Dingen entspannt gegenübertrittst. Während des Tages bewusst auf deine Atmung achten ist ein Weg dahin. In den Downloads bringe ich dir die Grundlagen näher.

Wie messe ich meinen Erfolg?

Ganz einfach durch die Resultate, die du erzielst, und an dem Lebensgefühl, das du spürst. Und zwar mittel- und langfristig. Ich würde mit einer Essensumstellung beginnen und mich erst einmal über jedes verlorene Kilo freuen. Wenn du Diabetiker bist, dann beobachte, wie sich parallel deine Werte verbessern und die Schwankungen abnehmen. Verfolge in den ersten sechs Monaten deine 4x4-Ziele aus den Arbeitsbögen. Was ist schon in Erfüllung gegangen? – Wo ist Anpassungsbedarf in der Strategie? Was fehlt dir möglicherweise noch?

Wir konzentrieren uns viel zu oft an dem, was nicht geht oder nicht funktioniert hat. Wenn du aber wirklich einmal darauf achtest, was du alles erreicht hast an einem Tag, in einer Woche oder in einem Jahr, dann wirst du erstaunt sein, was du für Fähigkeiten hast.

Helfer

Dem ist gut helfen, der sich helfen lassen will.

Sprichwort

Meine bezahlten Helfer

Hausarzt/-ärztin

Dein Hausarzt kennt dich am besten. Wenn du den Verdacht hast, dass etwas nicht stimmt, und du Symptome verspürst wie übermäßigen Durst, vermehrtes Wasserlassen, Juckreiz, nicht oder nur schwer heilende Wunden und Ähnliches, dann suche deinen Hausarzt auf. Er hat Erfahrung und sieht den gesamten Mensch, wo ein Spezialist im ungünstigsten Fall nur die Symptome aus seiner Sicht behandelt. Sprich den Hausarzt auch gezielt auf Diabetes an. Er kann innerhalb eines Tages durch ein Blutbild erste Hinweise in diese Richtung feststellen. Bedenke aber bitte auch, dass nicht jeder Hausarzt zwingend auf dem neuesten Stand der Behandlungsmethoden ist. Er wird es dir sagen, wenn eine Überweisung zu einem Diabetologen notwendig ist. Falls nicht, dann frage danach. Nur sprechenden Menschen kann geholfen werden. Der Hausarzt sollte im besten Falle dein zentraler Ansprechpartner und Koordinator sein.

Er überweist dich bei Bedarf zu weiteren Fachärzten und bekommt die jeweiligen Untersuchungsergebnisse. Das sollten im Idealfall Herz-, Nieren- und Nervenspezialisten, medizinische Fußpfleger, Augenärzte, Zahnärzte und Psychologen sein, die in regelmäßigen Abständen deinen Gesundheitszustand überprüfen. Über ihn kannst du auch die Anmeldungen zu Disease-Management-Programmen (DMP) der Krankenkassen laufen lassen, sofern dein Arzt an diesen Programmen teilnimmt.

Suche den Hausarzt mindestens einmal im Quartal auf.

Diabetologe/in

Er oder sie ist spezialisiert auf Diabetes. Er kann den Stand der Diabetes sehr gut einschätzen und die medikamentöse Behandlung mit dir absprechen. Er kann es dir nicht abnehmen, aktiv zu werden und dein Leben auf neue Beine zu stellen. Über ihn wirst du Schulungen zum Thema Diabetes und -falls notwendig- zum Umgang mit Insulin erhalten. Nutze diese Informationsveranstaltungen. Lass aber bitte deinen Verstand dabei eingeschaltet. Wenn du aus falsch verstandener Scham nicht fragst, wenn du ein Problem hast, dann kannst du auch keine Antwort bekommen. Ich habe miterlebt, dass Patienten in der Routine der Praxis untergegangen sind, weil sie sich aus Scham oder falsch verstandenem Respekt nicht zu fragen trauten. Der Diabetologe und sein Team möchten dir helfen. Wenn du die einschlägigen Internetforen verfolgst, dann stehen dir manchmal die Haare zu Berge, welche Diskussionen da von Patienten über die Einnahme von Medikamenten, empfohlene Ernährung und die Aussichten für Diabetiker geführt werden. In aller Regel wohl nicht, weil alle Ärzte nicht wissen, was sie tun, sondern weil jeder Mensch seine eigenen Ansichten hineininterpretiert und nicht ausführlich nachfragt. Es ist deine Gesundheit! Zögere deshalb auch nicht, den Arzt zu wechseln, wenn du zu Recht unzufrieden bist.

Der Diabetologe wird auch regelmäßig deine Schilddrüse, dein Herz und deine Füße bzw. die Haut untersuchen.

Der Diabetologe sollte dich einmal im Quartal sehen mit den Ergebnissen der (Langzeit-) Blutzuckerwerte, der Entwicklung des Gewichtes und zur Abklärung des Medikamentenbedarfs.

Sportarzt/-ärztin

Im ersten Moment fragst du dich vielleicht, was du denn bei einem Sportarzt sollst? Ganz einfach. Er führt eine sportmedizinische Untersuchung des Herzens, der Augen, Nieren und Füße durch. Dazu gehören ein Belastungs-EKG und idealerweise eine Spiroergometrie. Bei bestimmten Vorerkrankungen wie zum Beispiel Asthma werden die Kosten für die Spiroergometrie von der Krankenkasse bezahlt. Du darfst zum Zeitpunkt der Untersuchung keinen Infekt haben und isst vierundzwanzig Stunden vor der Untersuchung keine Kohlenhydrate. Die Untersuchung selbst ist schmerzlos und findet auf einem Laufband oder einem Trainingsrad statt, wobei über deinen Atem und aus einem Tropfen Blut alle notwendigen Werte ermittelt werden. Als Lohn erhältst du eine sehr genaue Einschätzung deines derzeitigen Leistungsstandes und einen Trainingsplan, der dir unter anderem einen Zielkorridor für deine Pulswerte beim Training vorgibt. Jetzt kannst du beruhigt die Informationen aus dem Kapitel Bewegung umsetzen.

Einmal im Jahr ist der Besuch beim Sportarzt Pflicht.

Augenarzt/-ärztin

Diabetes kann Schädigungen des Auges bis hin zur Erblindung durch den grünen Star verursachen. Hintergrund ist die Wirkung des Blutzuckers auf die kleinen Äderchen in der Netzhaut. Der Augenarzt untersucht das Auge auf eventuell bereits vorhandene Schädigungen und behandelt sie. In einem Pass werden deine Werte zum Beispiel beim Augeninnendruck festgehalten. Eine sehr wichtige Untersuchung, wenn dir dein Augenlicht wichtig ist.

Besuche den Augenarzt als Diabetiker turnusmäßig einmal jährlich.

Hautarzt/-ärztin

Podologe/in

Nein, es ist kein Arztbesuch. Und wenn du kein Insulin spritzt und bereits eine diabetische Fußschädigung hast, wirst du wahrscheinlich auch die Kosten selbst tragen müssen. Aber der Besuch beim Podologen -auch zur Prävention, wenn noch gar keine konkreten Beschwerden vorliegen- ist einer der wichtigsten Termine für dich. Wenn du schon Diabetiker bist, verhindert ein professionelles Schneiden der Nägel und eine Entfernung der Hornhaut auf den Fußsohlen, dass du Beschwerden beim Gehen oder Sport bekommst. Bewegung ist lebenswichtig für dich. Halte deinen Bewegungsapparat daher in Schuss. Ein Podologe wird frühzeitig Veränderungen erkennen. Höre nach, ob die Krankenkasse die Behandlung übernimmt. Falls nicht, sollte es dir die Kosten wert sein.

Alle vier bis sechs Wochen!

Krankenkasse

Disease-Management-Programme

Krankenkassen haben für Patienten mit chronischen Erkrankungen wie Diabetes ein strukturiertes Behandlungsprogramm namens Disease-Management-Programm (DMP) geschaffen, um eine möglichst kontinuierliche medizinische Behandlung zu ermöglichen. Der Hausarzt und die Krankenkasse als Bindeglieder stimmen die medizinische Betreuung zwischen allen Beteiligten ab, bieten besondere und notwendige Schulungen an und sollen so die Entstehung langfristiger Folgeschäden möglichst im Vorfeld verhindern.

Hilfestellung bei der Behandlung bieten Leitlinien zur Prävention, Diagnostik, Therapie und Nachsorge nach dem neuesten wissenschaftlichen Stand. Sie lassen aber auch Spielraum für die individuelle Situation des Patienten.

Wenn du dich zur Teilnahme entschließt, sprich deinen Hausarzt an, ob er an diesem Programm teilnimmt und du die Eingangsvoraussetzungen erfüllst. Die Teilnahme ist freiwillig und kann jederzeit von dir beendet werden. Aber solange du dabei bist, bist du zur aktiven Mitarbeit verpflichtet. Und das ist gut so, denn so hast du einen gewissen Druck. Und du glaubst gar nicht, wie vorbildlich du lebst, wenn die nächste Blutentnahme ansteht – wenn auch erst einige Tage davor.

Der Arzt wird dich zu allen Kontrolluntersuchungen auffordern, die Ergebnisse mit dir besprechen und die Krankenkasse über deine Teilnahme informieren. Selbstverständlich erfährst du auch von Schulungs- und Informationsveranstaltungen. Die Krankenkasse prüft im Hintergrund, ob alle Behandlungen dem objektiven Stand der medizinischen Forschung entsprechen.

Die Anmeldung erfolgt einmalig über den Hausarzt. Und denke daran: auch ein DMP entbindet dich nicht davon, selbst aktiv zu werden. Du hast Diabetes, nicht die Krankasse!

Coaching

Nicht unerwähnt bleiben soll das Coaching. Einen Coach hast du ja schon in der Hand – mich, mit diesem Paket aus Buch, Videos usw.

Ich zitiere an dieser Stelle den sehr empfehlenswerten Wissenschafts-Kabarettisten Vince Ebert aus seinem Buch „Unberechenbar“ zum Thema Coaching:

„Gute Coaches (ja, die gibt es durchaus!) sind sich der Komplexität der Fragestellungen ihrer Kunden bewusst und versuchen, sie im Dialog gemeinsam zu entwirren. Dabei geht es nicht um vorgefertigte Pläne, sondern um einen unabhängigen Gesprächspartner, der einen anderen Blick auf die Dinge hat, alte Denkmuster durchbricht und Optionen erkennt. … Denn oft tun wir uns schwer damit, das Unberechenbare als Option zu erkennen."

Und genau darum geht es. Starte mit einem vorgefertigten Rahmen und beurteile die Ergebnisse auf der Grundlage des neu gewonnenen Wissens. Passe dann die Dinge an deine persönlichen Verhältnisse an und frage einen Coach um Rat, wenn du nicht weiterweißt oder einfach nur einen Gesprächspartner brauchst.

Einen Coach schaltest du nach Bedarf ein. Es kann ein Freund oder Leidensgenosse sein, aber auch jemand, der das für Geld tut. Urteile nach den Resultaten.

Stille Helfer im Alltag

Du bist nicht allein. Es gibt auf vielfältige Art und Weise Hilfe im Alltag und darüber hinaus. Ich gehe auf Einzelheiten in den Videos ein. Wir werden unter anderem Themen besprechen wie:

- Vertrauenspersonen
- Hypnotiseure in deinem Umfeld
- 2 Hände voll
- Hunger oder Verlangen
- Möhren, Käse, Zimt und Tomaten
- Schrittzähler
- Trinkmenge
- Literatur, Vorträge, Internet

PAKET + REZEPT = ERFOLG

Wenn wir ehrlich sind, kommt Erfolg nur von Tun.Daran ändert auch der Inhalt dieses Buches nichts.

nach Alexander Hartmann

Das Paket öffnen – Der Schlüssel zur Schatztruhe

Du kommst ins Tun! – Du hast nicht einfach nur ein Buch gekauft. Ich gebe dir wirksame Hilfsmittel an Hand, mit denen du konkret arbeiten kannst. Sie haben alle eines gemeinsam: ich habe sie selbst mit Erfolg ausprobiert. Starte die ersten vier Wochen nach meiner Vorgehensweise, mach dann alles passend zu deinen Vorlieben und Gegebenheiten. Du wirst zu diesem Zeitpunkt bereits genug Hintergrundwissen und Erfahrung haben. Wie du an die Checklisten, MP3s und Videos kommst, erfährst du auf meiner Website http://www.wissen-ist-erfolg.de. Die Inhalte werden regelmäßig aktualisiert und erweitert, denn auch ich lerne jeden Tag dazu, vor allem durch die Fragen meiner Leser und Kunden.

(S)Low-Carb-Rezepte

Natürlich bekommst du auch meine leckersten Rezepte zum Nachkochen. Sie sind mit Ernährungsberatern abgestimmt und alle Zutaten sind preisgünstig zu kaufen. Das Internet und die Regale der Buchhandlungen sind voll mit Gerichten und Kochbüchern, die für Diabetiker geeignet sind. Vieles davon schmeckt sogar. Ich lade dich ein, auszuprobieren, was dir guttut. Genieße dein Leben im wahrsten Sinne des Wortes. Die Rezepte wurden dir beim Kauf des E-Books über meine Website schon zugeschickt. Falls du ein E-Book oder eine Printausgabe über den Versandhandel erworben hast, findest du ein Exemplar für dich ebenfalls auf meiner Website unter http://www.wissen-ist-erfolg.de.

Frühstück: du wirfst den Motor an

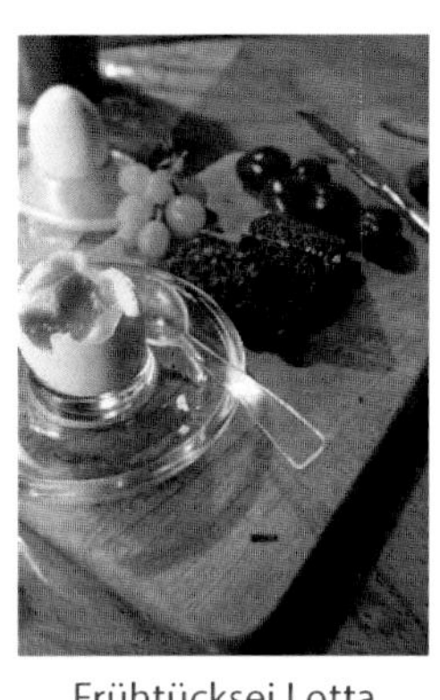

Frühtücksei Lotta

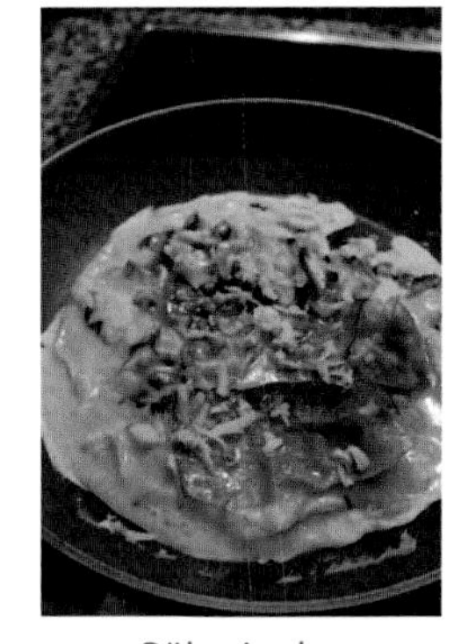

Rührei oder Omelett Jamie

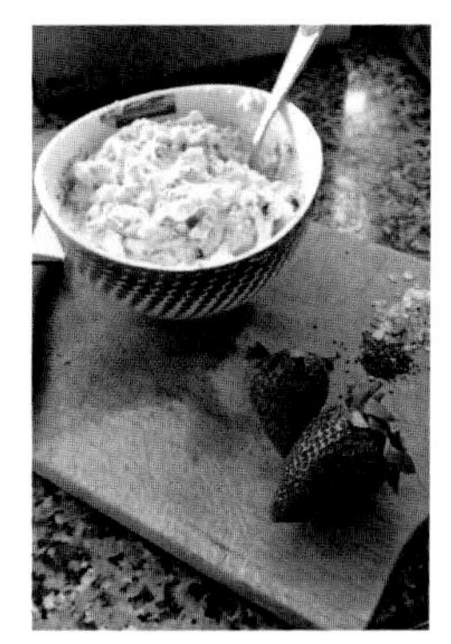

Müsli Gunnar

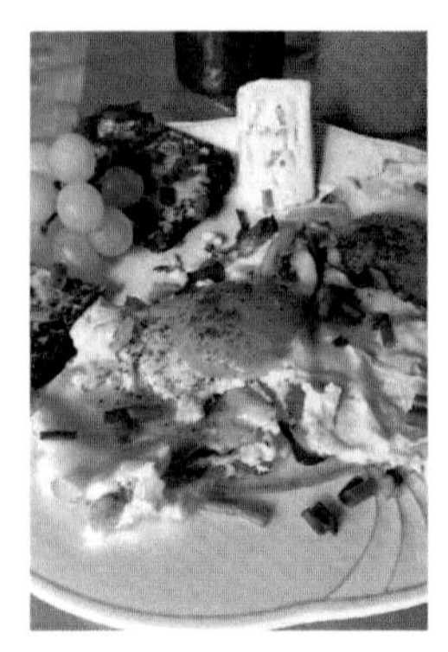

Spiegelei Steffi

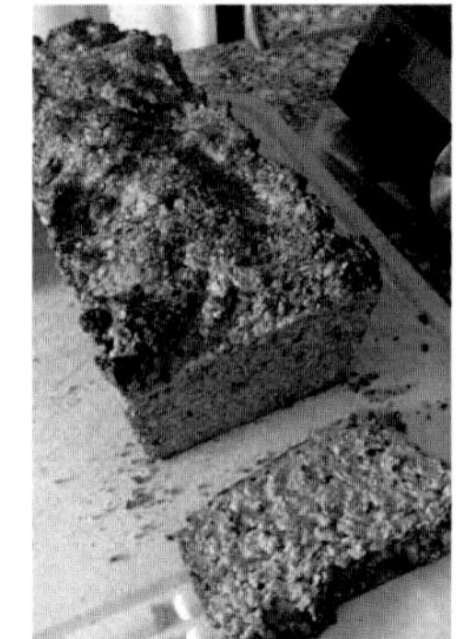

Eiweißbrot Petra

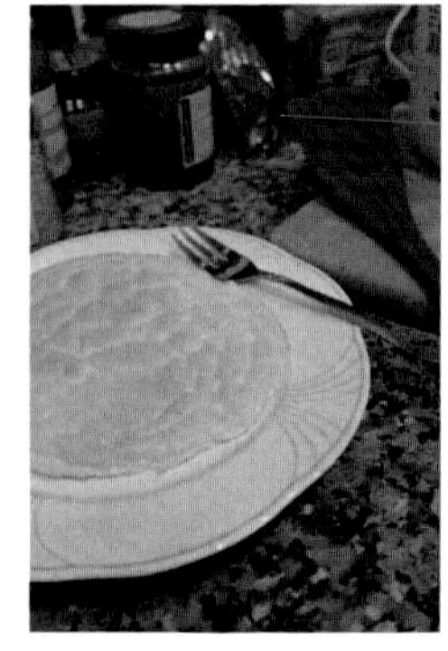

Fluffige Versuchung Gironimo

Mittagessen: du hast die Wahl

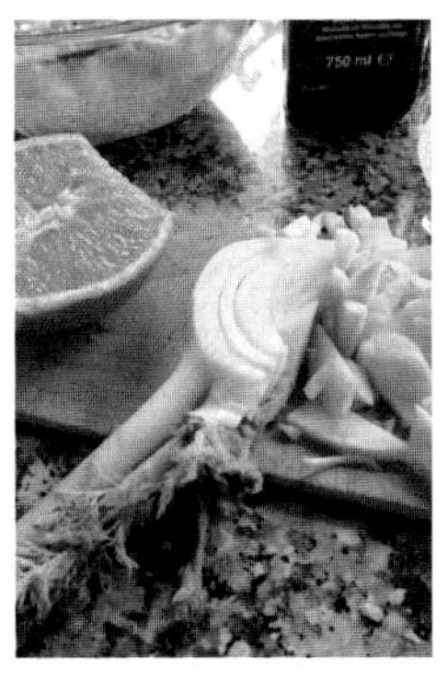

Fenchelsalat Barbara mit Fisch

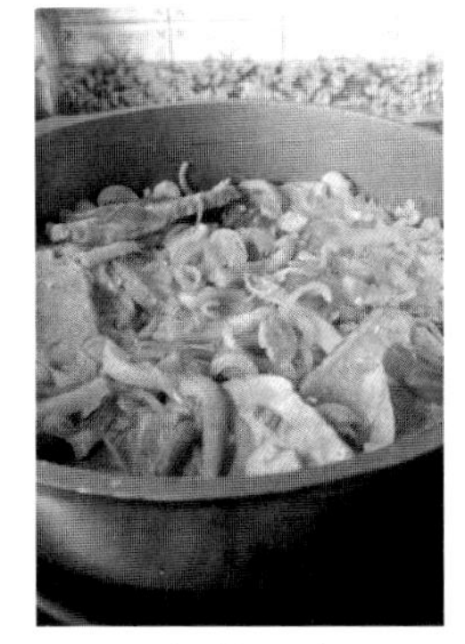

Zwiebelfleisch Pia

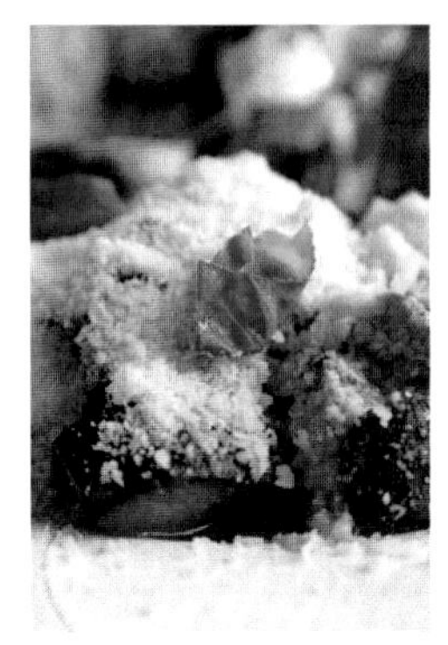

Aubergine-Tofu-Pfanne Phil

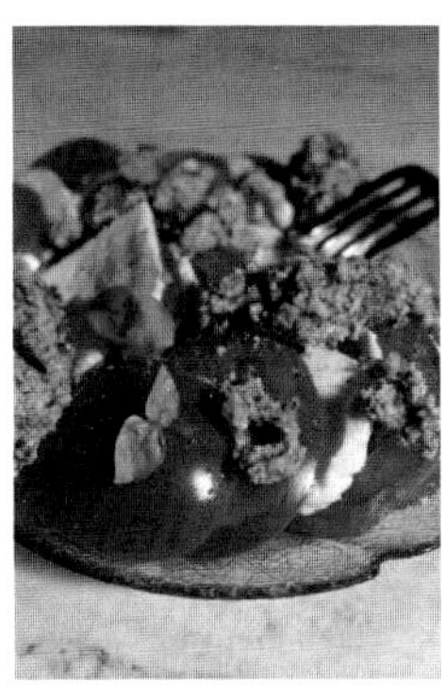

Tomate-Mozzarella Vera mit Pesto

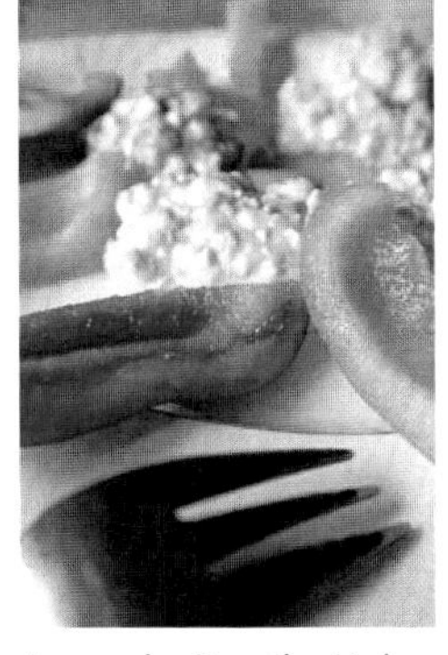

Avocado-Paprika Helga

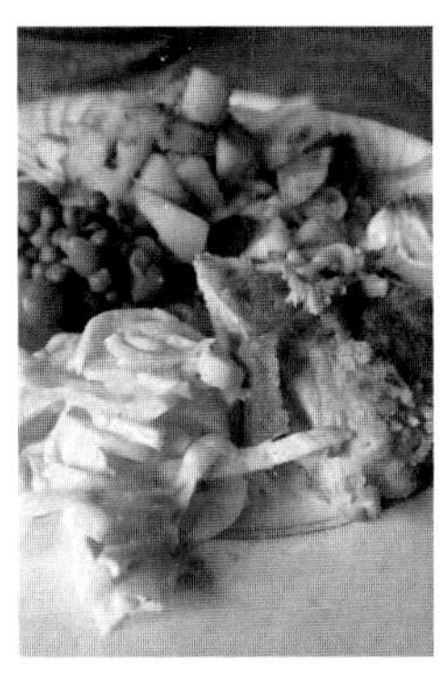

Schweinekotelett Bert

Abendessen: von wegen Hunger

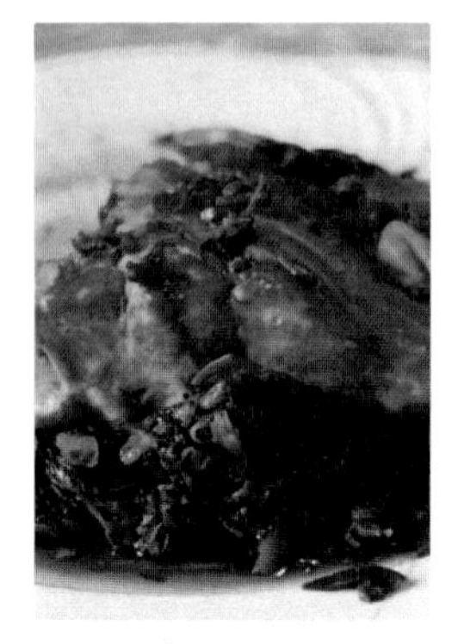

Lachs Henning

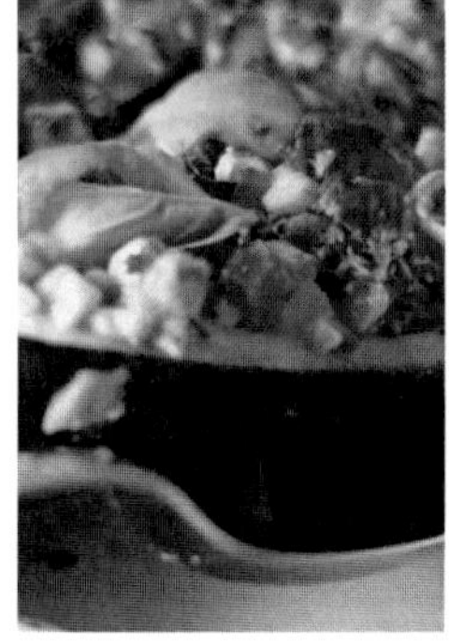

Gefüllte Zucchini Steffi

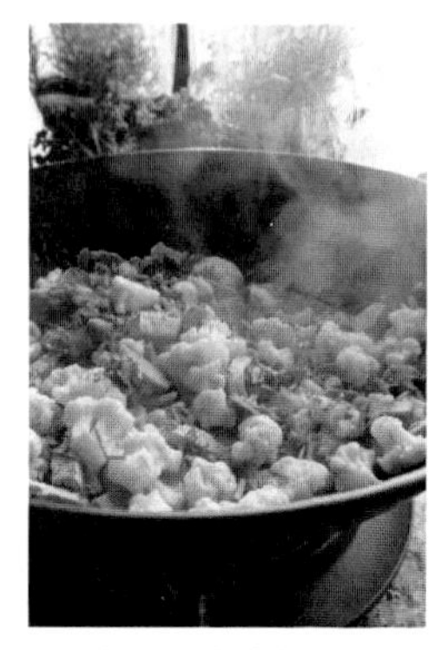

Blumenkohlcurry Richard

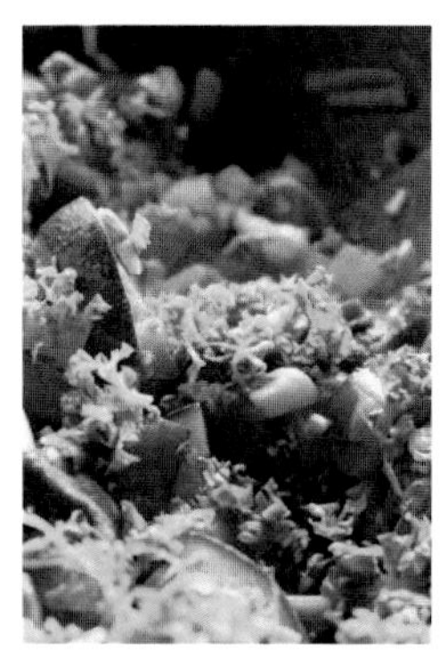

Asia-Roastbeef Peter

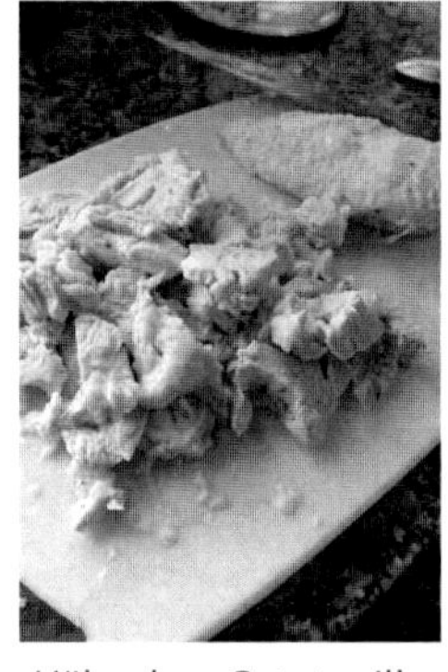

Hähnchen-Ratatouille Angela

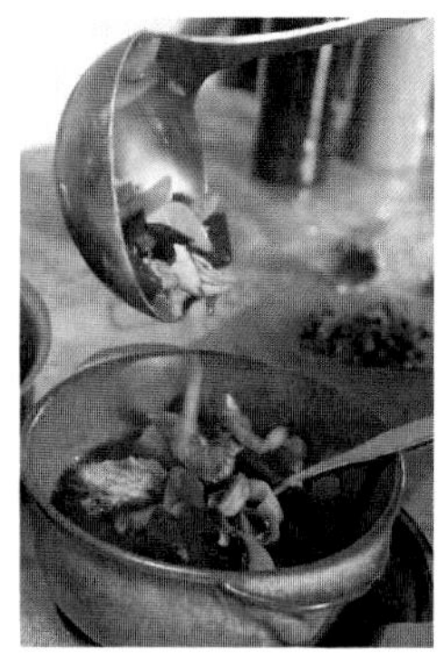

Miso-Suppe Lucy

HINWEISE UND ANHANG

Wichtiger Hinweis für Suchende: Das Wesentliche findet sich im Einfachen.

Ernst Ferstl

Deine Veranstaltung

Wikipedia sagt: „Eine Keynote (engl. für Grundgedanke, Grundsatz) bezeichnet einen herausragend präsentierten Vortrag eines meist prominenten Redners oder professionellen Grundsatzreferenten (Keynote Speaker). Der Begriff KEYNOTE wird vom Einstimmton von A-Capella-Chören abgeleitet. Der Chor singt vor jedem Auftritt gemeinsam einen Ton, damit sich die einzelnen Sänger auf das Stück und aufeinander einstimmen können. Sinngemäß stimmt also der Keynote Speaker sein Publikum auf die Kernbotschaft ein."

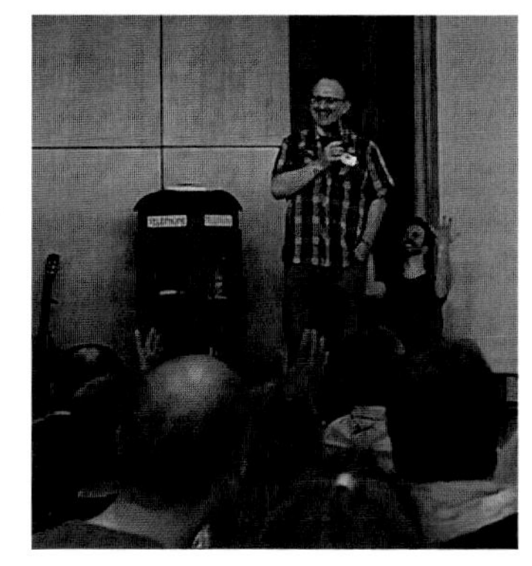

Du kennst Menschen, denen du das Thema Diabetes, Übergewicht, Lebensstil und den Umgang damit näherbringen möchtest? Du organisierst in deiner (vielleicht auch eigenen) Firma eine Veranstaltung und suchst noch einen Kurzvortrag, der das Ganze auflockert? – Ich bin für dich da! Und ich weiß, wovon ich rede.

Coaching durch Henning

HENNING-TO-GO

„Ich will das alleine angehen! Jetzt, wo ich gesehen habe, dass es geht, und zwar auch langfristig, will ich gezielt meinen eigenen Weg gehen. Wann und wo ich will! Henning lesen, sehen, hören – in meinem eigenen Tempo und meiner Intensität. Das ist mein erster Schritt!“ – Und genau das hast du mit dem Kauf dieses Buches getan! – Jetzt lade alles Notwendige aus dem Gesamtpaket über www.wissen-ist-erfolg.de runter und fange an!

Vielleicht stellst du fest, dass du gerne weitere Unterstützung hättest. Die gute Nachricht: du kannst mich buchen!

GRUPPEN-OLLIG

„Struktur tut mir gut! – Und Mitstreiter! Die Regelmäßigkeit wird mir guttun. Der Halt in der Gruppe auch! Gemeinsam Erfolge feiern. Verständnis, wenn es mal nicht so läuft. Gleichzeitig aber ein Korsett in Programm und Zeitablauf.“ – Wenn du diesen Satz unterschreiben kannst, dann setze dich mit mir in Verbindung, um die Möglichkeiten auszuloten!

Wir gehen das erste Stück des Weges gemeinsam, unter liebevoller Führung. Dann gehen wir weiter und wissen, dass es gemeinsame Weggefährten gibt. Das hilft beim Durchhalten und Dranbleiben!

DER-INDIVIDUELLE-HENNING

„Ich lebe unter sehr herausfordernden Bedingungen. Regelmäßige Termine haben kaum eine Chance, wahrgenommen zu werden. Trotzdem habe ich mich entschlossen, mein Leben zu verändern, um es länger, gesünder und fitter genießen zu können. Das heißt, ich will Henning in all seiner Flexibilität: dann, wann ich Zeit habe, kurzfristige und häufige Termine, in denen er sich voll und ganz auf mich konzentriert. Immerhin habe ich viel aufzuarbeiten. Und das will ich diskret behandelt haben ... wie ich es mit meinem besten Freund machen würde!“

Ich verstehe dich! Ich habe das viele Jahre lang am eigenen Leib erfahren als Selbstständiger, aber auch als Angestellter. Nimm Kontakt mit mir auf! Wir finden einen Weg!

Hinweise, Rechtliches und Impressum

Haftungsausschluss und allgemeiner Hinweis zu medizinischen Themen:

Die hier dargestellten Inhalte dienen ausschließlich der neutralen Information und allgemeinen Weiterbildung. Sie stellen keine Empfehlung oder Bewerbung der beschriebenen oder erwähnten diagnostischen Methoden, Behandlungen oder Arzneimittel dar. Der Autor ist um die Richtigkeit und Aktualität der in diesem Buch bzw. E-Book bereitgestellten Informationen bemüht. Trotzdem können Fehler und Unklarheiten nicht vollständig ausgeschlossen werden. Der Text erhebt weder einen Anspruch auf Vollständigkeit noch kann die Aktualität, Richtigkeit und Ausgewogenheit der dargebotenen Information garantiert werden. Der Text ersetzt keinesfalls die fachliche Beratung durch einen Arzt oder Apotheker und er darf nicht als Grundlage zur eigenständigen Diagnose und Beginn, Änderung oder Beendigung einer Behandlung von Krankheiten verwendet werden. Konsultieren Sie bei gesundheitlichen Fragen oder

Beschwerden immer den Arzt Ihres Vertrauens! Der Autor übernimmt keine Haftung für Unannehmlichkeiten oder Schäden, die sich aus der Anwendung der hier dargestellten Information ergeben.

Für Schäden materieller oder immaterieller Art, die durch die Nutzung oder Nichtnutzung der dargebotenen Informationen bzw. durch die Nutzung fehlerhafter oder unvollständiger Informationen unmittelbar oder mittelbar verursacht werden, haftet der Autor nicht, sofern ihm nicht nachweislich vorsätzlich oder grob fahrlässiges Verschulden zur Last fällt. Für Hinweise auf Fehler oder Unklarheiten ist der Autor dankbar, um sie in künftigen Ausgaben zu beseitigen. Schreiben Sie ihm an info@wissen-ist-erfolg.de mit dem Betreff „Den Zucker im Griff".

Damit es auch wirklich ganz klar ist: Ich bin zwar Diabetiker Typ 2, aber kein Arzt. Ich gebe meine Erfahrungen im Umgang mit meiner Diabetes Typ 2 wieder und welche Strategie im Leben sich daraus für mich ergeben hat. Ich war immer bemüht -und lege es auch dem Leser nahe-, den gesunden Menschenverstand nicht außer Acht zu lassen. Was ich hier schreibe, kann niemals eine ärztliche Diagnose oder Behandlung ersetzen. Ich übernehme keine Verantwortung für eigene Ideen meiner Leser/-innen. Seid vernünftig, und besprecht so etwas immer mit dem behandelnden Arzt!

Mir ist ebenfalls klar, dass viele Wege nach Rom führen. Wenn du mit der Art und Weise, wie ich die Dinge angehe, nicht einverstanden bist, dann ist das völlig in Ordnung. Ich möchte deine Überzeugungen nicht in Frage stellen. Gehe deinen Weg! – Wichtig ist nur, dass du überhaupt gehst.

verwendet werden, sind Eigentum ihrer rechtmäßigen Eigentümer. Sie dienen hier nur der Beschreibung bzw. der Identifikation der jeweiligen Firmen, Produkte und Dienstleistungen. Dieses E-Book ist keine Veröffentlichung von Amazon.

Herausgegeben von:

Henning Ollig

Nelkenweg 2

66809 Nalbach

info(at)wissen-ist-erfolg(dot)de

www.wissen-ist-erfolg(dot)de

Ein grosses Dankeschön zum Schluss

„Das Wunderbare am Menschen ist, dass er wohl derselbe bleibt, aber nicht der gleiche."

Wilhelm Raabe

Ein Paukenschlag hat dazu geführt, dass ich selbst wichtige Entscheidungen in meinem Leben gefällt habe. Selbstverständlich habe ich aus eigenem Antrieb einen Beruf erlernt, studiert und bin an dieser Stelle nach links abgebogen, an jener nach rechts. Sehr oft waren es äußere Umstände, die den Ausschlag gegeben haben. Erst der Diabetes mit seinen existentiellen Folgen hat mich zum Nachdenken gezwungen, was ich wirklich will. Zu oft in meinem Leben hatte ich nicht wirklich ein Ziel. Und damit bestimmten die Ziele der anderen meine Richtung. Daher bin ich dieser Erkrankung dankbar, die mein Leben unterm Strich bereichert hat.

Dieses Buch gäbe es nicht ohne meine Frau Barbara. Sie hat mich ermutigt, meine Erfahrungen weiterzugeben, ein Buch zu schreiben und Vorträge zu halten. Sie hat zu mir gehalten und ist mit mir im wahrsten Sinne des Wortes durch dick und dünn gegangen. Dir, Barbara, gilt mein größter Dank. Und meinen Söhnen, die mich lächelnd, mitunter auch kopfschüttelnd begleitet haben. Sie haben lustige Kommentare auf meine Planungsunterlagen gekritzelt und mich zum Lachen gebracht. Sie haben aber auch kritisch hinterfragt, was ich schreibe und tue, wertvolle Tipps für meine Website und Social-Media-Auftritte gegeben und mich bei Vorträgen mit der Kamera und ihrem Lachen begleitet. Ich habe viel von euch gelernt.

Einen enormen Anteil an meiner persönlichen Entwicklung hat Alexander Hartmann, der mich nicht nur Hypnose lehrte, sondern der mir in der High-Performance-Masterclass und mit seinem Buch „Mit dem Elefant durch die Wand" wichtige Einsichten mit auf den Weg gab, dass wir selbst es sind, die unser Leben und unsere Gesundheit gestalten. Auf seinen Veranstaltungen habe ich die Energie von Menschen gespürt, die wachsen und Resultate erzielen wollen jenseits billiger Effekthascherei und kurzfristiger Marktschreierei. Alex, du willst eine Delle im Universum hinterlassen. Das hast du schon! – Danke!

Von den vielen Buchautoren, Referenten und Keynote Speakern will ich ganz besonders drei Personen erwähnen: Katja Sterzenbach, Slatco Sterzenbach und Tim Ferriss.

Katja hat mir in ihren Vorträgen, Büchern und Camps den Zugang zu Meditation und Achtsamkeit ermöglicht, und mir damit einen Schlüssel zu innerem Frieden in die Hand gegeben. Wer sie kennengelernt hat, ist beeindruckt. Nicht, weil sie mehrere Wochen in Asien in einem Schweigekloster meditiert hat. Nein, man ist beeindruckt, weil sie das lebt, was sie lehrt. Durch Katja habe ich einen entspannten Zugang zu mir und zu der Art, wie ich die Welt um mich herum wahrnehme, gewonnen. Meine neue innere Freiheit und der bewusste Wechsel zwischen Anspannung und Entspannung machen so vieles leichter. Energie und Ruhe auf den Punkt genau abrufen zu können. Meditation als einen Prozess und nicht als etwas, was man erlernt, zu verstehen. Danke, Katja!

Ein großes Dankeschön an Slatco Sterzenbach. Der 17-fache Iron-Man-Teilnehmer, Buchautor und Mental-Coach ist eine sehr beeindruckende Erscheinung. Wenn er mit dir spricht, hast du das Gefühl, er ist in diesem Moment nur für dich da. Er hat ein faszinierendes Wissen über Sport, Training und Essen. Das verbindet er mit fundamentalen Erkenntnissen über die erfolgreiche Steuerung der eigenen Gedanken. Ich wäre ohne ihn körperlich nicht dort, wo ich jetzt bin.

Tim(othy) Ferriss ist mit seinem Buch „Die 4-Tage-Woche“ der geistige Brandstifter, der mich viel gelehrt hat über die Arbeitswelt der Zukunft. Mein Dank an ihn kann nicht groß genug sein.

Auf den Veranstaltungen von Alexander Hartmann habe ich einige hundert wunderbare Menschen kennengelernt. Mit vielen habe ich regelmäßigen Kontakt im Crosscoaching oder als Mentor. Ihr wisst nicht, wie sehr ihr mein Leben bereichert. Ich danke Euch. Fünf Menschen haben sich mit mir zu einem sogenannten Mastermind zusammengeschlossen. In dieser Gruppe mit sechs Mitgliedern hat sich bei aller Unterschiedlichkeit (oder gerade deshalb) eine tiefe und sehr fruchtbare Zusammenarbeit entwickelt. Wir liegen im Alter zum Teil weit auseinander, unsere Berufe und Lebenshintergründe sind gänzlich unterschiedlich. Und jeden Tag sind wir der lebende Beweis dafür, dass das Ganze mehr ist als nur die Summe der Teile. Jacqueline Kämpf, Tatjana Jerz, Frauke Rost, Markus Bruckner und Bernd Bott – ich bin auf eine besondere Art mit Euch verbunden. Ihr habt nicht nur auf vielfältige Art und Weise die Entstehung dieses Projektes begleitet. Durch Euch mache ich so viele gute Erfahrungen und lerne, dass es immer weitergeht. Danke, danke, danke!

Eine Aufzählung aller Menschen, die mich auf die ein oder andere Art wirklich beeinflusst haben, wird immer unvollständig sein. Ich erwähne aus verständlichen Gründen nicht die Personen, die eher abschreckend gewirkt oder es mir schwergemacht haben. Sie werden wohl nie erfahren, was sie mich gelehrt haben, nämlich wie ich es nicht machen möchte. Sie waren der Stein in meinem Schuh, der Berg, der zu besteigen war. Und am Ende hatte ich eine schönere Aussicht als zuvor und habe Muskeln entwickelt, die ich ohne diese Erfahrungen nicht gehabt hätte.

Es gibt auch Menschen, denen ich Arbeit bereitet habe – im positivsten Sinne. Ich danke Gudrun Müller (www.gmmtexte.de) für ihr Korrektorat und die vielen wertvollen Tipps. Meine Bewunderung für ihr Können und ihre Geduld ist grenzenlos.

Das Schlusswort gilt zwei treuen Begleitern, die in den schönen, aber vor allem auch in den schweren Stunden bei mir waren. Sie haben mich Mitleid gelehrt, Achtsamkeit und Verantwortung. Sie waren zur Stelle, wenn ich spät abends noch einen Spaziergang wegen des Blutzuckerspiegels einlegen wollte. Ein Hund will jeden Tag raus und bewegt werden. Er denkt in Bildern und spürt deine Energie ganz genau. Wenn du ihn streichelst, verlierst du deine Anspannung. An ihm kannst du ablesen, wie es um dich und deinen Lebensstil bestellt ist. Ich kann mir ein Leben ohne ihre Begleitung nicht vorstellen: Unsere Collies Gironimo (leider 2014 gestorben) und Phil.

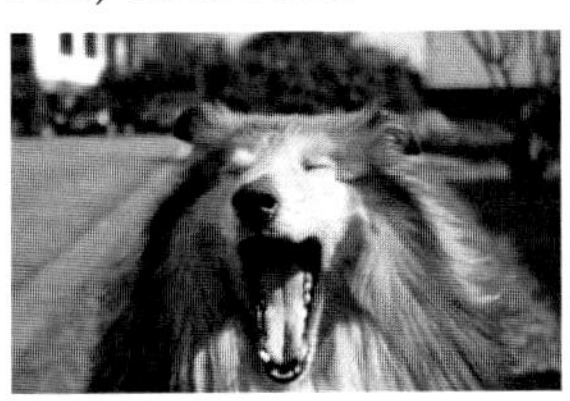

Gironimo vom Eichenstamm

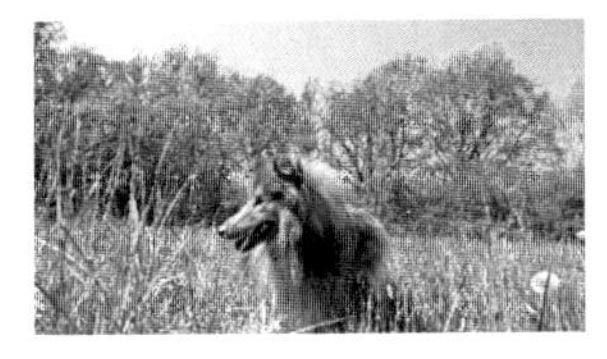

Phil vom Eichenstamm